かわる！わかる！おもしろい！

コペルニクスな呼吸生理

氏家良人【監修】
岡山大学名誉教授

北岡裕子【著者】
株式会社JSOL学術顧問
医学博士・工学博士

DVD付

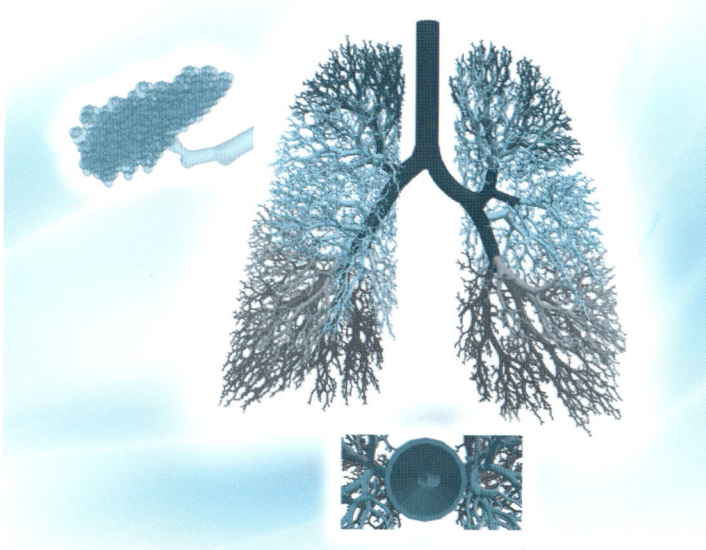

克誠堂出版

■ 監修者序文 ■

　ここに、北岡裕子女史の「コペルニクスな呼吸生理」が上梓された。

　"女史"とは、見識や教養が豊かで、社会的に活動している女性の意味である。北岡先生は呼吸器内科医で医学博士であり、さらに流体力学イメージングの専門家であり工学博士である。また、1年のうち身体検査のある日以外の364日を凛とした和服姿で過ごされている。"先生"よりは"女史"と言う呼称がふさわしい方である。

　この本は私が監修になっているが、北岡先生がすべてご自分で著し、DVDを作成しコラムを書いている。2014年の夏、私は初めて北岡女史とお会いし、30分ほどであるが立ち話で呼吸生理、病態生理に関する先生の解釈をお聞きした。先生の解釈は、これまで宗教のように信じていた呼吸生理や病態生理とは全く異なるもので、まさにコペルニクスな発想であった。先生の発想は形態学的観察と理論から成り立っており、私は直感的にこれは正しいと感じた。我々が疎かにしていた方法論を用いて理路整然と私の長年の疑問を解いてくれた。私はこれらを本に著して皆に知っていただき評価されるべきものと考え、旧知の克誠堂出版の関貴子女史（和服は着ていないが、この方も女史である）にご紹介し、ここにこの本が完成した。

　この本は、気道、肺胞など呼吸器系の形態、流体力学などの本であるが、それに留まっていない。ヒトは"哺乳類"であるが、哺乳行動が長らく続くのは一部の男性のみであり、"横隔膜類"と呼ばれるのがふさわしい、というくだりがある。これもその一つであるが、この本のあちこちに、女史の広く深い知識とユーモア、そして執筆力の高さがみられ、読んでいて非常に楽しくなる。さらに、23にのぼるコラムがこの本のオアシス、清涼剤になっている。また、女史が作成した添付のDVDは、女史の説明をいっそうわかりやすくしてくれる。

　我々が目にする呼吸の本は数多あるが、私の著書も含め似たり寄ったりである。しかし、この本に類する本は他にない。嚆矢と言う言葉があるが、嚆とは泣き叫ぶという意味で、射ると音を立てて飛んでいく矢のことであり、

戦の始まりに、この矢を敵陣に射ることから、物事のはじめの意味となった。この本は、新たな呼吸の本であり、これまでの呼吸生理に対する嚆矢といえる本である。女史のこれまでの努力に深い敬意を払いたい。

2015年3月吉日

岡山大学名誉教授
日本集中治療医学会理事長
氏家　良人

■ 序　文 ■

　呼吸生理学については、「ありがたそうだけどよくわからない」「古臭いので勉強する気にならない」といった感想をお持ちの方が多いと思う。お経のようである。臨床呼吸機能検査についても、異常値と疾患名の組み合わせさえ暗記しておけば充分で、それらを結びつけるロジックは知らなくてもかまわない、というのが大方の臨床医のスタンスだろう。日々増加する新しい医学知識に対応するための「知の省エネ」戦略である。しかし、「お経」を唱えてご利益があるのは、「お経」が正しいことが前提とされている。ご利益がない場合は、唱え方が悪いのかもしれないが、「お経」自体がまちがっているのかもしれない。医療機関におけるスパイロメトリの設置率は20％に満たないらしい。実地医家の多くが呼吸機能検査にはご利益がないとみなしているということである。専門医は、実地医家の「お経」の唱え方が悪いためだと思っているかもしれないが、実は、「お経」がまちがっているのではないか。

　John B. West氏の「呼吸の生理」は最もよく読まれている呼吸生理学の教科書のひとつであろう。1995年に出版された第5版の序文の中で氏は、換気力学に関して「力学の問題は今の医学生には大変難しい（略）、現代の医学生の多くは分子生物学の議論を難なくやってのけるのに、20年前に比べると、圧や流量、そして抵抗の概念をなかなか理解できない」と記している。West氏が20年前に講義をした医学生達は、現在、医学界の中核的な存在になり、後進の指導に当たっている。分子生物学はますます隆盛し、力学を理解する医学者はますます減少している。教える側も教わる側も理解不足のままに、20年前の教科書が鵜呑みにされているのが実態ではないか。

　著者は呼吸器を中心とする内科医として10数年間診療に従事したのち、「幾何学と物理学に基づいて肺を理解したい」という思いから工学系の大学院に入学し、以来20年、呼吸器の構造機能に関する数理的な研究を続けてきた。その結果、現在の呼吸生理学、特に換気力学には重大な欠陥があるという結論に至った。そして、本来の呼吸生理学はもっとわかりやすく面白いものであることを、動態イメージングとシミュレーション研究をとおして実感した。実地医家が呼吸機能検査のご利益を感じないのは、学生が換気力学

を理解できないのは、お経、もとい、教科書がまちがっていたためで、彼らの勉強不足のせいでは決してない。

　本書は、従来の教科書のどこがまちがっているのか、本来の呼吸生理学はどんなにおもしろいか、呼吸機能異常を呈する疾患をどのようにとらえるべきか、について、著者の考えを呼吸器の診療と研究にかかわる方々に知っていただくために作成した。添付DVDから動画と4D肺モデル生成アプリケーションをダウンロードできるので、そちらもぜひご覧いただきたい。本書に記したことの多くは、断層映像研究会雑誌のオンライン連続講座に掲載させていただいた（執筆の機会を与えていただいたうえに転載を許可していただいた、埼玉医科大学放射線科教授の本田憲業編集長に感謝する）。すでにそちらをご覧いただいた方もいらっしゃるかもしれないが、大方の読者にとっては、すべてが寝耳に水、であろう。異論反論、大歓迎である。読者の皆様とともに、新しい呼吸器学を日本から世界に発信したいと願っている。

　本書の内容は、臨床呼吸機能検査から恐竜まで、折り紙から計算流体力学まで、と振り幅が非常に大きいが、著者としては、幾何学と物理学に基づいて肺を理解したいという思いに突き動かされて研究を続けてきた結果である。呼吸器が専門でない方々も含め、読者の方々には興味のあるところをかいつまんでお読みいただければ、と思う。ついでに、普段は触れることのない数学的な説明にも目をとおしていただき、細分化の一途をたどる現代医学を、数理の横糸で統合しうる可能性を感じていただければ幸甚である。ついでのつもりが深みにはまり、計算呼吸器学を志す研究者が現れてくれれば、幸甚の極みである。

　日頃より研究にご協力いただいている大阪大学医学部附属病院呼吸器内科の木島貴志病院教授はじめ医員の先生方に感謝する。また、計算呼吸器学の研究環境をご提供いただいている株式会社JSOLエンジニアリング事業部の方々に感謝する。

2015年3月吉日

　　　　　　　　　　　　　　　株式会社JSOLエンジニアリング事業部
　　　　　　　　　　　　　　　　　　　　　　　　学術顧問
　　　　　　　　　　　　　　　　　　　　医学博士・工学博士
　　　　　　　　　　　　　　　　　　　　北岡　裕子

目 次

第1章　一目瞭然、呼吸生理学のコペルニクス的転回

1. 4DCT画像でわかった1秒率低下のからくり …………… 1
2. 気管虚脱はなぜ起こる ………………………………………… 5
3. 折り紙気管モデルによる虚脱実験 …………………………… 8
4. 気管虚脱は1960年代に知られていた ……………………… 9
5. 換気力学研究の不幸の半世紀 ………………………………… 10
6. まだあるコペルニクス的転回 ………………………………… 12

Column ①「気流閉塞」はおかしな日本語 …………………… 14
　　　　 ② 気道専制主義から肺胞民主主義へ ……………… 15
　　　　 ③ 多重のゲシュタルト変換 …………………………… 16

第2章　偉大なる横隔膜：哺乳類とヒトの進化の立役者

1. 哺乳類は横隔膜類 ……………………………………………… 17
2. 脊椎動物の肺の進化 …………………………………………… 18
3. 哺乳類の生存基盤はLOHAS ………………………………… 20
4. 直立歩行と横隔膜 ……………………………………………… 21
5. 言語中枢と横隔膜 ……………………………………………… 22

Column ④ 形態学と生理学を医学の外からながめてみる …… 26
　　　　 ⑤ 椎体交叉はなぜある？ ……………………………… 27
　　　　 ⑥ 脳トレの前に鍛えよ"はらぢから" ………………… 28

第3章　呼吸する肺胞：肺胞運動の総和が換気

1. 肺胞構造を理解する ……………………………………………………… 29
〔肺胞系の従来モデル／肺胞系は4次元商店街／肺胞構造を形態形成に基づいて理解する／肺胞口が肺胞構造のカナメ〕
2. 呼吸中の肺胞の運動 ……………………………………………………… 36
〔実際の肺の動態画像／肺実質の動態／肺胞運動の仕組み／折り紙で肺胞運動をシミュレート〕
3. 肺胞口が肺胞メカニクスの主役 ………………………………………… 43
〔クロージングボリューム、何がクローズするのか／肺胞虚脱の実態／肺胞の圧・容量・形状曲線〕

Column ⑦ モデルとは ……………………………………………… 50
⑧ 肺胞管と肺胞の関係 ………………………………… 51
⑨ 肺胞の個数について ………………………………… 52

第4章　換気力学、仕切り直し

1. さよなら電気回路モデル ………………………………………………… 53
2. 力学の基礎概念をきちんと理解しよう ………………………………… 54
〔流量と流速は違う／弾性、粘性、慣性とは／弾性とは／肺の弾性と肺疾患／粘性とは／慣性とは〕
3. 流体力学の基礎知識 ……………………………………………………… 58
〔流体の加速度は2種類ある／粘性力と慣性力、層流と乱流／粘性抵抗と慣性抵抗〕
4. 呼吸中に働く力 …………………………………………………………… 61
〔安静呼吸時／努力呼気時／努力呼気に関する従来の説明は誤り／声門を閉じてから努力呼気をする場合〕

Column ⑩ 対流加速度とは ………………………………………… 66
⑪ 勾配ベクトルとは …………………………………… 67
⑫ 再び、対流加速度とは ……………………………… 68
⑬ ラグランジュ法とオイラー法 ……………………… 69

第5章　臨床呼吸機能検査の新たな解釈

1. 呼吸抵抗とは 71
2. フローボリューム曲線を解剖する 72
   〔肺気量位と流量の関係を数式で表わす/気管虚脱とフローボリューム曲線/1秒率と気道抵抗、コンプライアンスの関係/閉塞性換気障害に関する新たな概念：鬱気性肺不全〕
3. 強制オシレーション法による呼吸インピーダンス計測 79
   〔インピーダンスとは/強制振動の周波数について/複素数は便利なツール/強制振動が肺に作用する力/呼吸リアクタンスについて/呼吸抵抗の周波数依存性〕
4. クロージングボリューム（CV）... 94
   〔単一呼吸窒素洗い出し曲線/低肺気量位における肺実質の状態/クロージングボリュームの増加のメカニズム〕
5. 肺コンプライアンス 98

COLUMN
⑭ 微分しても同じ形の関数 90
⑮ サインコサイン何になる 91
⑯ 博士の愛した数式 92
⑰ サイン関数を2つに分解する方法 93

第6章　計算呼吸器学の世界へようこそ

1. かたちからくり、略して4C 101
2. 4次元肺モデル生成ソフトウエア*Lung4Cer*の構成 103
3. 4次元肺モデルの構築アルゴリズム 104
   〔気道樹生成アルゴリズム/分岐部のモデリング/細葉内気流路生成アルゴリズム/肺胞生成アルゴリズム/肺胞折り紙モデル/呼吸による肺変形のアルゴリズム〕
4. 計算流体力学による気流計算 124
   〔計算流体力学（CFD）とは/境界条件とは/呼吸中の気流は移動境界条件で求まる/吸入ガス濃度分布は流体・拡散連成計算で求まる〕

5 計算流体力学で呼吸機能検査を再現する ……… 130
〔最大努力呼気検査/強制オシレーション法による呼吸インピーダンス/窒素洗い出し検査〕

COLUMN
- ⑱ 百見は一作に如かず ……… 119
- ⑲ 「着物ビズ」推進運動中 ……… 120
- ⑳ 肺の変位関数の導出 ……… 121
- ㉑ 末梢気道はなぜ細い ……… 123
- ㉒ アクションと計算科学 ……… 141
- ㉓ やまとごころでサイエンス ……… 142

索　引 …… 143

第1章 一目瞭然、呼吸生理学のコペルニクス的転回

　スパイロメトリは、最もポピュラーな呼吸機能検査である。特に、最大努力呼気検査は、慢性閉塞性肺疾患（chronic obstructive pulmonary diseases：COPD）や気管支喘息などの診断に用いられる検査で、最初の1秒間に呼出された空気の量の全呼出量に占める割合（1秒率）が70％未満であるとCOPDと診断される。教科書によると、COPDの「気流閉塞（airflow obstruction）」は末梢気道で起こるとされている。他方、末梢気道は換気力学的にはサイレントゾーンであり、高度の病変があったとしても1秒率には反映されないと同じ教科書に書かれている。

　正直、意味がわからない。そもそも、「気流閉塞」とはおかしな日本語である（COLUMN①をお読みいただきたい）。末梢気道がサイレントゾーンならば、なぜ1秒率でCOPDが診断されるのか。1秒率で診断されるCOPDとは、すでに病変が高度に進行している症例だけなのか？　それとも、気流制限は末梢気道以外の別のところで起こるのか？　疑問が次々と湧いてくるが、教科書を読んでも答えは書いていない。多くの呼吸器科医が本音のところではもどかしい思いをしていることだろう。実は、COPDでは、努力呼気中に気管（正確には縦隔内気道、つまり胸郭内で肺外にある気道）が呼息開始直後に虚脱するのである。天動説（末梢気道閉塞）から地動説（大気道閉塞）へのコペルニクス的転回である。

1　4DCT画像でわかった1秒率低下のからくり

　論より証拠、画像をご覧いただこう。CT台の上で全肺気量位まで吸息しそれから最大努力呼気をする約6秒間を、連続して撮影した画像である（大阪大学医学部附属病院呼吸器内科木島貴志病院教授よりご提供。撮影機種：東芝アクイリオン、撮影範囲160 mm、フレーム間隔0.5秒）。4DCTの4Dとは、「空間の3次元＋時間」という意味である。図1-1（DVD：動画1-1　A～D）は1秒率が34％の症例である。（A）が気管中央部の水平断面像、（B）が気管中央の矢状断面像である。呼息開始前は円形だった気管が、呼息開始

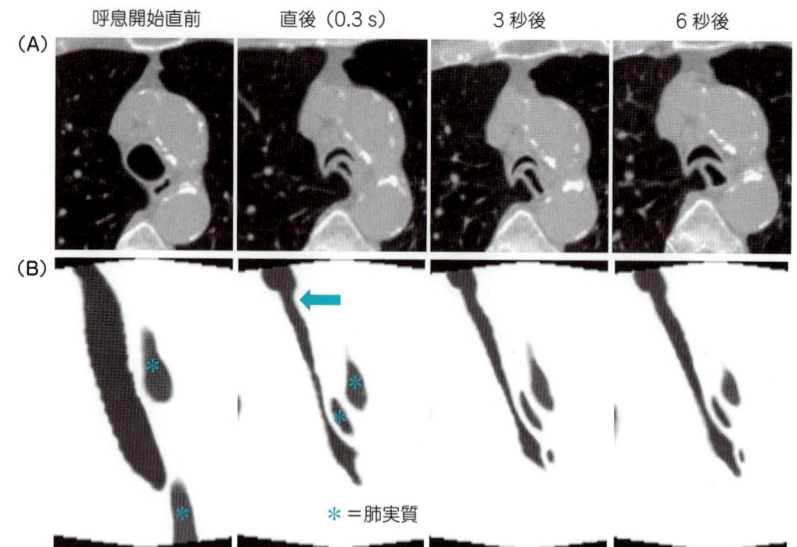

図1-1 COPD患者（1秒率34％）の最大努力呼気4DCT画像
(A) 気管中央部水平断面, (B) 気管中央部矢状断面（矢印は気管の胸郭入口部）
（大阪大学医学部附属病院呼吸器内科木島貴志病院教授よりご提供）

直後に後壁が著しく陥入して三日月状に変形する。矢状断面画像を見ると、気管が胸郭内に入ったところで（図1-1B矢印）、後壁の陥入が始まるのがわかる。通常の胸部CT検査はすべて呼吸停止下で撮影されるので、このような状態は決して見られない。気管というと、軟骨輪があって、ほとんど変形しない、というイメージをお持ちの読者が多いかもしれないが、実はそうではない。縦隔内の気道、つまり、胸郭内の気管、両側主気管支、右の中間幹と右葉気管支の軟骨は馬蹄形をしており、後ろ1/3には軟骨がない。後壁は平滑筋からなり、膜様部と呼ばれる（図1-2）。縦隔内気道は、膜様部を構成する平滑筋の収縮によって断面積が大きく変わる。また、外力によっても、容易に変形するのである。気管がペシャンコになってしまうのだから、空気が吐き出せなくて苦しいのがよくわかる。また、最大努力呼気検査が患者にとっていかに苦しい検査であるかがよくわかる。

一方、健常者（図1-3、動画1-2A〜B）では、呼気終了近くに膜様部が軽度変位しているが、開始直後には顕著な変化は見られない。肺気量の減少に伴って、気管のサイズが減少しているだけである。Westの呼吸生理の教科書には、「健常者の努力呼気時に気道の動的圧迫（dynamic compression）

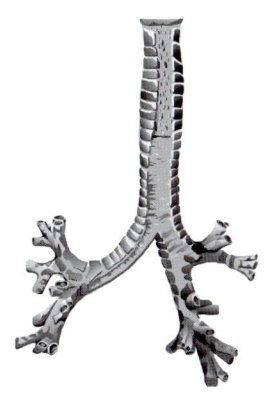

図1-2 気管の解剖図（後方より観察）

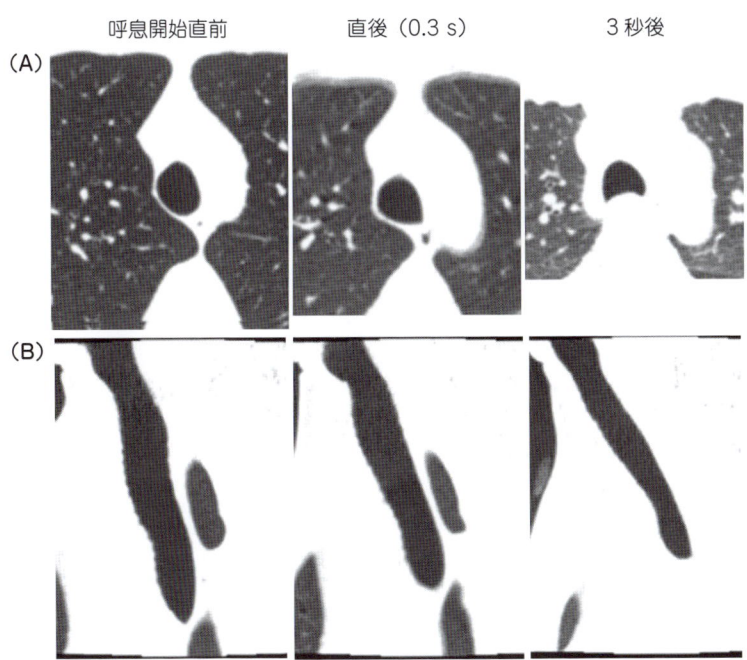

図1-3 健常者（1秒率90%）の最大努力呼気4DCT画像
(A) 気管中央部水平断面，(B) 気管中央部矢状断面

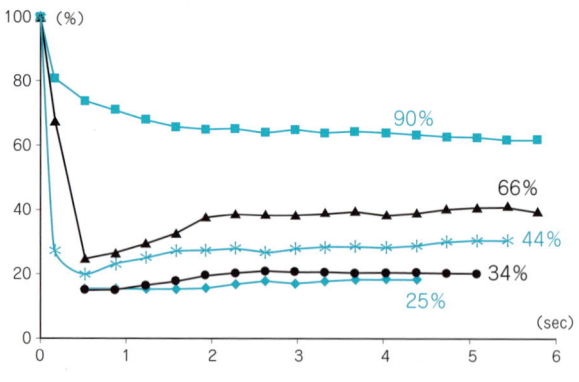

図1-4　努力呼気中の縦隔内気道の容積の推移
呼息開始直線の容積を100%とする.

が起こり、気流制限（airflow limitation）が起こる」と書いてあるが[1]、4DCT画像を見る限り、明らかな圧迫はない。気管のサイズが減少するのは胸腔内圧が陰性に保たれる緩徐な呼息であっても同様なので、胸腔内圧が陽圧になったせいではない。Westの言う動的圧迫とはいったい何だったのか（第4章第4節で詳しく説明する）。

　健常者1例、肺気腫4例の4DCT画像を撮影し、縦隔内気道の容積変化率（呼息開始直前の胸郭内気管と両側主気管支の容積の和を100%として計算）を各フレームごとに算出してグラフに描くと、図1-4のようになった。容積変化率と1秒率は高い相関があり、1秒率の決定因子は縦隔内気道の動態であることがわかる。

　図1-5はフローボリューム曲線と縦隔内気道容積変化率との対応を示したものである。気管虚脱が呼息開始直後に起こると、気流量の急激な低下を来す（図1-5A）のに対して、虚脱のタイミングが遅れると、鈍いピークをもつ、下に凸の緩やかな曲線になり（図1-5B）、1秒率の低下も軽度になる。仮に虚脱が起こらずにいたら、下降脚の直線が維持されて（図中破線）、1秒率も70%以上になると予想される。従来、$\dot{V}50$の低下は末梢気道病変の指標とされてきたが、これも縦隔内気道の変形で説明できる。目に見えない末梢気道を持ち出さなくとも、目に見える大気道の変化でフローボリューム曲線の形状がすなおに説明できる。

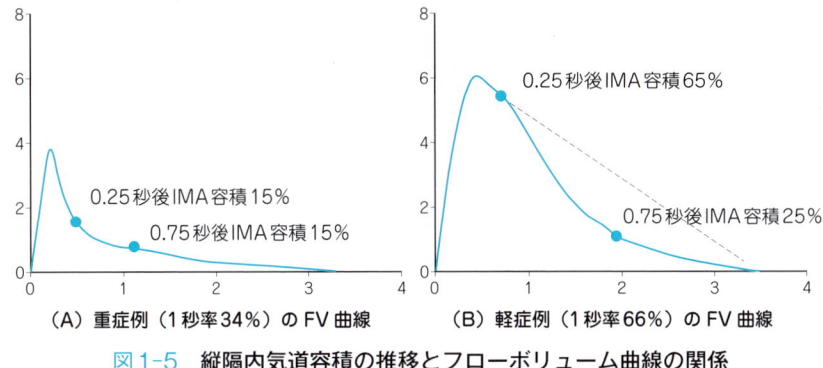

図1-5 縦隔内気道容積の推移とフローボリューム曲線の関係

2　気管虚脱はなぜ起こる

　図1-1のような気管虚脱は、呼吸停止下の画像では認められない所見である。通常のCT画像（最大吸気位、つまり、全肺気量位）はもちろん、最大呼気位（＝残気量位）の呼吸停止下画像でも認められないので、胸腔内圧の増加だけでは説明できない現象である。気管虚脱が起こるのは、気管内に空気が流れているときに起こる現象である。呼吸停止下では、当然ながら気流は0なので、気管虚脱は起こらない。さらに、図1-1を注意深く見てみると、一旦気管が虚脱したあとは、わずかではあるが、虚脱の程度が緩和されている。努力呼気を続けているにもかかわらず、である。

　流体力学では、管を通る気流の速度が大きいと内圧が低下することが知られており、「ベルヌイ効果」と呼ばれる（第4章で詳しく説明する）。流速計の「ピトー管」もこの原理を応用したものである。健常者の最大努力呼気時の気管内の気流速度は10 m/sを超える（100メートル走の金メダリストよりも速い！）が、気管壁の組織の支持力が気流による内圧の低下に対抗するので、同じ形状を維持できる。しかし、過膨張した肺によって膜様部が圧迫されていると、管壁の支持力が対抗しきれず、膜様部が気道内の陰圧によって内側に引き込まれてしまうのである。呼息後半で虚脱が軽度回復するのは、気流量が激減してベルヌイ効果が弱まるからである。ただし、努力呼気を続けている間は、気管の膜様部は完全には元に戻らない。呼息筋が弛緩し、胸腔内圧が陰圧になると元の円形の形状に戻る。

　COPDで気管虚脱が起こるのは流速が大きいときである。最大努力ではな

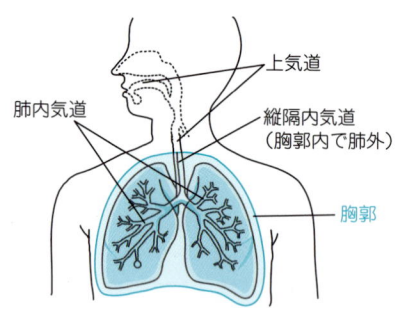

図1-6　気道の解剖学的区分

く、全肺気量から徐々に（0.5 L/s以下）呼息する場合は、流速が小さいので気管虚脱は起こらない。重症のCOPDではしばしば、安静呼気時の気流量が最大努力呼気時の気流量よりも大きくなる。これは、安静呼気時は気流量が小さいために気管虚脱が起こりにくいことと、最大努力呼気で一旦虚脱が起こると、努力呼気が続いている限りは虚脱から完全には回復しないことの、2つの理由で説明される。

気管膜様部の虚脱が起こるのは、①努力呼気によって胸腔内圧が陽圧になっている、②高速の気流が通過する、の2つの条件に加えて、③-A気管膜様部が外部から圧迫されている、もしくは③-B気管軟骨が脆弱化している、という条件が必要である。③-Aの条件は肺気腫や気管支喘息、びまん性汎細気管支炎などの疾患で、肺が過膨張になっている場合があてはまる。胸部大動脈瘤や食道癌、傍気管リンパ節の腫大などでも起こりうる。③-Bは気管軟化症である。

肺が過膨張していることで、なぜこのようなことが起こるのだろうか。そのメカニズムを理解するために、縦隔内気道と周囲臓器との関係から見ていこう（図1-6、7）。口（もしくは鼻孔）から肺胞までの気道は、胸郭の外にある部分（上気道）と胸郭内の部分（下気道）に分けられる。上気道の外壁は生体組織を介して大気と接している。下気道は、肺内か肺外で大きく異なる。胸郭内でかつ肺外に位置する気道が縦隔内に存在する気道で、胸郭内気管、両側主気管支、右中間幹、右肺葉気管支である。著者はこれらを「縦隔内気道（intra-mediastinal airway：IMA）」と呼んでいる（図1-6）。縦隔内気道の外壁は、胸腔内圧にさらされているが、肺内気道は周囲の肺実質組織で包まれているので、胸腔内圧の影響は緩和され、かわりに肺実質の弾性力

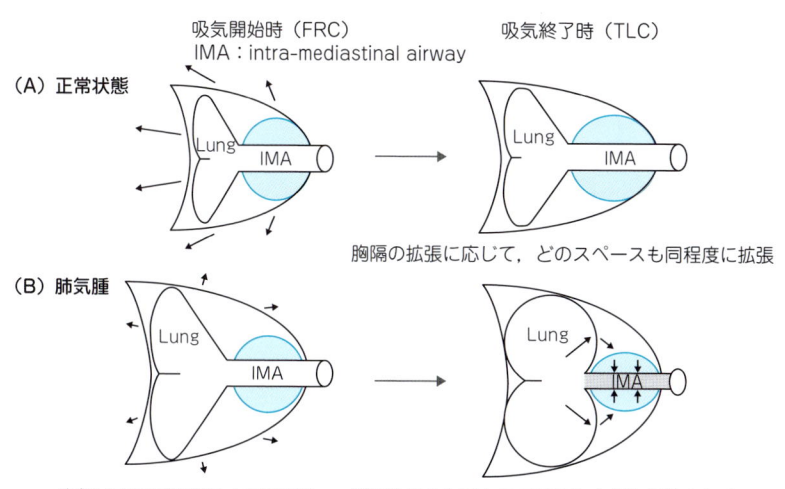

図1-7 呼吸中の胸郭と肺と縦隔の関係

が作用する。

　健常者では、吸息中は胸郭も肺実質も同程度に拡張する（図1-7A）。気道以外の縦隔内臓器は充実性臓器なので容積の変化はないが、縦隔内気道は胸郭と同程度に拡張する。肺気腫など肺が過膨張状態にある場合は、「樽状胸郭」と呼ばれるように、安静呼気位ですでに胸郭は、拡張可能範囲の上限近くまで拡張している。「滴状心」とは、心臓をはじめとする縦隔諸臓器が過膨張肺によって圧迫されている状態を表わしたものである。この状態から肺内に空気が流入すると、縦隔はさらに圧迫されることになる[2]（図1-7B）。吸息終了時における縦隔内気道は、肺実質の拡張と同程度には拡張できないため、相対的に狭小化することになる。そうすると、軟骨のない膜様部は外に凸の形が保てず、平坦化してしまう。呼吸停止下の全肺気量位CT画像でよく見られる形状である。この状態で高速の気流が通過すると、ベルヌイ効果によって膜様部がさらに内側に引き込まれてしまうのである。気管断面の形状が呼吸の状態によってどのように変わるかを、図1-8に模式的に示した。気管虚脱を起こすのに、肺の過膨張が大きな役割りを果たしていることが、ご理解いただけると思う。

　ヒトの縦隔内気道の膜様部は気道が肺内に入るまでの10数cmの間、軟骨による支持が全くないので、どこか1ヶ所が内側に引きこまれると虚脱が容

第1章　一目瞭然、呼吸生理学のコペルニクス的転回　7

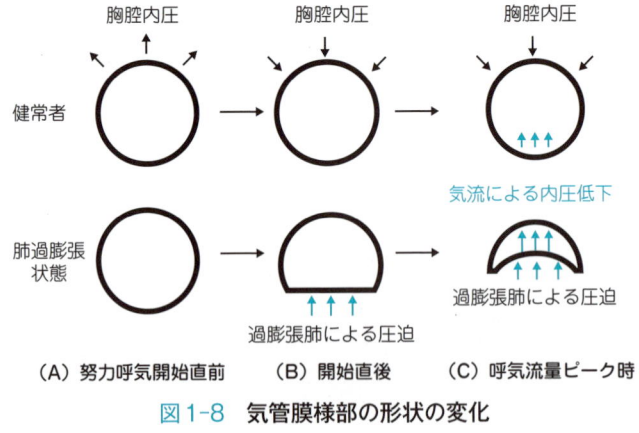

図1-8 気管膜様部の形状の変化

易に全体に波及しうる。また、呼気開始時の縦隔内気道の相対的な狭小化によって流速（＝気流量/断面積）が増加することが、ベルヌイ効果をさらに増強させると考えられる。

3　折り紙気管モデルによる虚脱実験

気管虚脱は、折り紙でつくる簡単な気管モデルによって再現できる（図1-9、動画1-3）。A4のコピー用紙で三角形の管をつくり、面の中央に折り目を入れる。折り目を外側に向けた状態（図1-9A、動画1-3A）で息を吹き込んでも形は変わらないが、折り目を少し内側に向けた状態（図1-9B、動画1-3B）だと、折り目がさらに内側に引き込まれる。折り目を内側に向けると断面積が減少するので、流速が増加することもベルヌイ効果を増強させている。

折り紙気管モデルでは、息を吹き込んでいる間は折り目が内側に引き込まれるが、吹き込むのを止めると元の形状に戻る。COPDの努力呼気CT画像では、呼気終末の気流量がほとんど0になった状態でも虚脱したままである。なぜ折り紙気管のように元にもどらないのだろうか。それは、折り紙気管と胸腔内の気管とは周囲の条件が異なるからである。折り紙は大気中にあるので、気流が停止すれば、折り紙の内部も外部も大気圧と等しく、壁内外圧差は0である。気流が通過している間、折り紙内部が陰圧になり、折り目が深

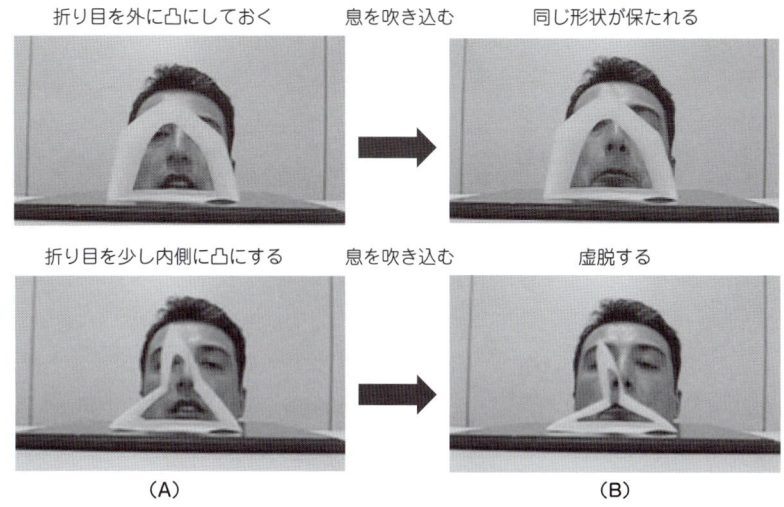

折り目を外に凸にしておく　息を吹き込む　同じ形状が保たれる

折り目を少し内側に凸にする　息を吹き込む　虚脱する

（A）　　　　　　　　　　　　　（B）

図1-9　折り紙気管モデルによるベルヌイ効果実験

くなる。折り目には元に戻ろうとする力（復元力）が蓄えられる。気流がなくなると、折り目の復元力によって元の形状に戻る。一方、実際の気管は、呼気努力によって陽圧になった胸腔内部に位置する。呼息筋が収縮し続けている限り（力み続けている限り）、気流が0になっても気管の壁内外圧差は内向きのままなので、膜様部は元の位置に戻れない。呼息筋を弛緩させると胸腔内圧が陰圧に戻るので、気管の壁内外圧差が外向きになり、気管の形状が元に戻るのである。

4　気管虚脱は1960年代に知られていた

著者らは努力呼気時の気管虚脱を4DCTで観察したが、実はこの所見は、1960年代にシネブロンコグラフィーによって観察され、米国胸部外科学会雑誌に原著論文として報告されていた[3]（著者はインターネットの文献検索で2011年に知った。紙媒体の文献がPDFで電子化されたおかげである。そうでなければ、紙の論文を見つけだすことはできなかったかもしれない）。スパイロ検査施行と同一体位の立位で、また、膜様部が観察しやすいよう斜位で撮影されている（図1-10）。日本でも1970年代に折田らにより、同様

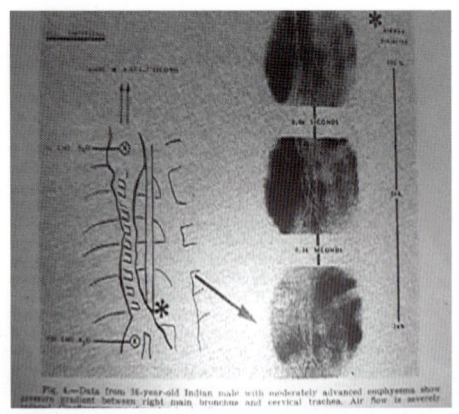

図1-10 シネブロンコグラフィーによる気管虚脱画像

(Rainer WG, Hutchinson D, Newby JP, et al. Major airway collapsibility in the patho-genesis of obstructive emphysema. J Thorac Cardiovasc Surg 1963；46；559-67より転載)

の研究がなされている（図1-11）[4]。折田らの計測では、肺気腫例では全例、呼息後半で気管径がわずかながら回復している（ただし、論文著者による指摘はない）。何ゆえ、彼らの研究が歴史の闇に消えてしまったのか。

最も大きな理由は、気管虚脱が起こるメカニズムが説明されていなかったことであろう。また、膜様部の陥入は正面透視像では検知しがたいので、追試報告が不完全だったことが考えられる。さらに、1980年代にCT検査が胸部に適用されるようになってからは、侵襲の大きい気管支造影検査は行われなくなった。同時に、胸部画像はほとんどすべて呼吸停止下に撮影されるようになり、動態観察の重要性が忘れられてしまったことも大きな要因であろう。形態診断における胸部CT検査の有用性に疑問の余地はない。しかし、胸部CT検査の普及が、動態観察の重要性を呼吸器科医に忘れさせたことも、疑問の余地はない。

5　換気力学研究の不幸の半世紀

末梢気道を中心に据えた現在の換気力学が構築されるきっかけとなったのは、1960年代末に提案された、健常者の窒素洗い出し曲線第4相の解釈であ

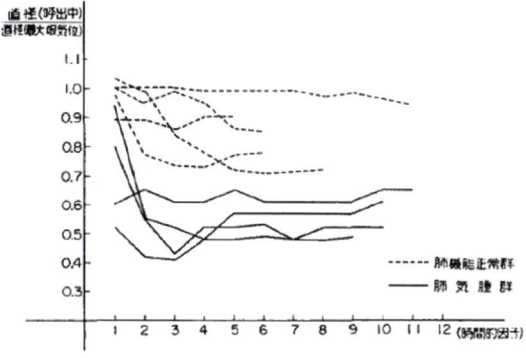

図3 強制呼出前後における気管の内径比。横軸の数字は順次撮影されたフイルムの番号であり間隔は1/6秒で,時間的因子をあらわしている。

図1-11 シネブロンコグラフィーによる気管内径変化率の経時変化

(折田雄一. 強制呼出の生理学的研究:第1編 気管支虚脱の部位に関する研究. 京都大学結核胸部疾患研究所紀要 1973;7;15-24より転載)

る[5]。低肺気量位になると荷重部(重力のかかる部位、立位ならば肺底部で仰臥位ならば背部)の気流路が遮断されて、肺胞内のガスが排出されなくなるために、呼出気の窒素濃度が急激に上昇するのが第4相である。Millic-Emilliらは健常者の末梢気道で気流路の遮断が起こる、つまり末梢気道閉塞が起こると主張し、第4相をクロージングボリューム(closing volume;CV)と命名した[6]。しかし、当時の関連文献を注意深く読むと、気流路の遮断部位を特定した論文は、実は存在しない。第3章第2節で詳しく説明するが、closureするのは気道ではなく、肺胞口(alveolar mouth)なのである[7]。医学者はairwayという語を解剖学的な意味で、つまり、細気管支までの領域を指して用いているが、理工学者は空気の通過する領域、つまり、肺胞系も含めた空間をairwayとして扱う。1960～80年代の生体工学者は気流路のどこかで空間の遮断があることを理論的実験的に示したのであるが、医学者はそれを解剖学的な気道の閉塞(airway closure)と解釈したのである。換気力学研究の不幸の始まりである。

1980年代には、呼吸インピーダンスの研究が電気工学出身の研究グループによって盛んになった。当時の計算機のパワーでは、呼吸器系の気流を流体力学に基づいて計算することは不可能であったが、気管支を電線になぞら

える電気回路モデルでは、細気管支に至る気道樹の抵抗計算が容易に行えた。しかし、気流を電流と同じように扱えるのは、きわめてゆっくりした流れ（層流という）の場合だけで、気管などの大気道では、安静呼吸時も気流は乱流である。流体力学に基づけば、末梢気道はサイレントゾーンであるが、電気回路モデルを用いると末梢気道が表舞台に立つ。胸部CT画像による気道の形態計測が盛んになった時期と一致する。静止画像による形態観察と電気回路モデルの共通点は、運動の不在である。両者の相性の良さが、換気力学研究の不幸を増幅させたと考えられる。

6　まだあるコペルニクス的転回

　呼吸器学Pneumologyの語源はギリシャ語のPneumaである。Pneumaは空気を意味するとともに魂を意味する。英語のspritも、漢字の「気」も同様である。古代ギリシャ人は「魂は横隔膜に宿る」と考えていたという。しかし、その考えは、近代西洋医学ではSchizophreniaという学術用語にその痕跡を留めるだけである。一方、アジア諸国では、古来より呼吸法の重要性が伝えられており、ヨガ（インド）や気功（中国）、丹田呼吸（日本）など、腹式呼吸を基本にした心身鍛錬法が今なお続いている。ギリシャから日本まで地域は大きく異なるのに、古代人は共通して、呼吸法の重要性を認識していた。何ゆえ、近代西洋文明はその認識を放棄したのだろうか。著者が調べた限り、中世に盛んになったアラビア医学にもそのような考え方はないようである。

　「魂は横隔膜に宿る」というのは妄言で、妄言を捨てた近代西洋が正しいのだろうか。著者はそうは思わない。哺乳類の呼吸運動は、自らの呼吸筋、特に横隔膜を用いて胸腔に陰圧をつくり、大気を引き込む「陰圧呼吸」である。自然界に遍在する「Pneuma」を体内に引き込むのであるから、「魂が横隔膜に宿る」という考え方はきわめて自然である。日本の「はら」も同様の考え方であろう。一方、ユダヤ・イスラム・キリスト教圏においては、唯一神が被造物にspiritを与える「陽圧呼吸」である。横隔膜を含めた呼吸器系は、体外から与えられる力によって受動的に動くだけだとみなされたのではないだろうか。哺乳類における横隔膜の役割や、音声言語における呼気流制御の重要性など、近代西洋医学は、呼吸器系の運動に関するきわめて重要な事柄を見落としてきたように思われる。近代からもう一度転回してみると、

古代人の知の本質が見えてくる。第2章で詳しく説明する。

【文 献】

1) West JB. Respiration physiology—The essentials, 5th ed. Batimore：Williams & Wilkins；1995.
2) 北岡裕子, 木島貴志, 立花 功, 他. 肺の画像解析に基づいた局所換気力学. 最新医学 2007：62：136-40.
3) Rainer WG, Hutchinson D, Newby JP, et al. Major airway collapsibility in the patho-genesis of obstructive emphysema. J Thorac Cardiovasc Surg 1963：46：559-67.
4) 折田雄一. 強制呼出の生理学的研究：第1編 気管支虚脱の部位に関する研究. 京都大学結核胸部疾患研究所紀要 1973：7：15-24.
5) Dollfuss RE, Milic-Emili J, Batres DV. Regional ventilation of the lung studied with boluses of ^{133}Xenon. Respir Physiol. 1967：2：234-46.
6) McCarthy DS, Spencer R, Greene R, et al. Measurement of "closing volume" as a simple and sensitive test for early detection of small airway disease. Am J Med 1972：52：747-53.
7) Kitaoka H, Kawase I. A novel interpretation of closing volume based on single-breath nitrogen washout curve simulation. J Physiol Sci. 2007：57：367-76.

【DVD：動画】

1-1) 肺気腫の努力呼気4DCT動画
　　A：気管中央水平断
　　B：気管分岐部水平断
　　C：右中間幹水平断
　　D：気管中央矢状断
1-2) 健常男性の4DCT動画
　　A：気管中央水平断
　　B：気管中央矢状断
1-3) 折り紙気管モデルによるベルヌイ効果実験
　　A：折り目が外に凸のとき
　　B：折り目が内に凸のとき

COLUMN ①「気流閉塞」はおかしな日本語

　GOLD (global initiative for chronic obstructive lung disease) によると、「COPDでは、呼吸機能検査で正常に服することのないairflow obstructionを示す」とされている。日本呼吸器学会はairflow obstructionの和訳として「気流閉塞」という語をあてているが、「気流が閉塞する」とはおかしな日本語である。「閉塞」の対象は構造であって現象ではない。「交通の障害」や「交通の制限」はあっても「交通の閉塞」という日本語は聞いたことがない。英和辞典にはobstructionの項に、「妨害、障害、支障、[医]閉塞」とあるので、「気流障害」と訳するのが妥当であろう。

　よく似た言葉として、airflow limitationがある。私見であるが、米英圏のCOPD研究者は、airway obstruction（気道閉塞）とairflow limitation（気流制限）の概念上の違いを明確化しないままに、両者を包含する語としてairflow obstructionを用いたと想像される。Meadらによると、airflow limitationは健常者でも起こる現象とされているので、病的な気流制限であることを強調するためにobstructionという語が用いられたと考えられる。しかし、日本語であれ、英語であれ、気道閉塞と気流制限は明確に区別されなければならない。気道閉塞は構造上の変化を意味し、それによって気流制限が起こるとは限らない（熊しか通らない道路が塞がれても交通に支障はない）。一方、気流制限は機能上の変化を意味し、その原因が気道の器質的閉塞であるとは限らないからである（信号機が故障すると交通渋滞が起こる）。

　物理学上の概念が誤用されている医学用語はこれだけではない。錯誤が一旦コミュニティで定着してしまうと、修正は容易ではない。錯誤を指摘した研究者はコミュニティから排除され、研究分野を他に求める。錯誤はさらに固定し、コミュニティは人材を失っていく。

COLUMN ② 気道専制主義から肺胞民主主義へ

　従来の呼吸生理学では、肺胞系は均質で静的な拡散場として扱われ、換気は、気道系によって制御されていると考えられてきた。しかし、実際の肺胞系はきわめて精緻な構造をもち、近傍との力学的相互作用をとおして換気を制御している。呼吸運動の間、気管から呼吸細気管支までの気道の状態は決して一定ではない。その形状は、体位や肺気量、また、痰の有無によっても変化する。気道系の変化に対応して局所の肺実質の換気量が変化することで、肺全体として均等で同期的な換気が実現する。気道系という階層構造による一方的な制御ではなく、近傍の肺胞同士の相互作用によって、肺全体の換気運動が成立していると考えるべきである。気道専制主義ではなく、肺胞民主主義である。

　図1c-1は、気道と細葉の関係を模式的に描いたものである。隣接して位置する2つの細葉A、Bは、力学的相互作用によって換気の均衡を保つ。これらの細葉に空気を運ぶ2本の終末細気管支の共通の先祖は4世代上で、終末細気管支が互いに影響を及ぼしあうとは考えがたい。遠くの血縁よりご近所づきあいが大事なのである。

　気道と肺胞の関係は、門脈と肝細胞、冠動脈と心筋細胞のように、実質臓器に共通している。分岐階層構造による物質輸送と、多数の末端ユニットにおける機能発現の組み合わせである。この組み合わせは、生物の構造だけでなく、人間社会にもある。過膨張肺による気管虚脱は、重労働を強いられた民衆の怒りが権力者を倒す人間社会の現象によく似ている。

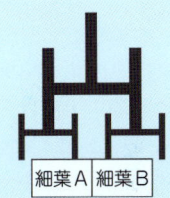

図1c-1　気道と細葉の関係

COLUMN ③ 多重のゲシュタルト変換

COLUMN②で、気道系と肺胞系を対置して述べた。肺という枠組みでみると、気道系は肺胞系という「地」に埋め込まれた「図」とみることができる。一方、胸郭という枠組みで見ると、肺全体が「図」になり、それ以外の領域、つまり縦隔が「地」になる。また、縦隔という枠組みでみると縦隔内気道は図となり、それ以外の縦隔臓器が地になる。

気腫化肺が縦隔臓器を圧迫する現象は「滴状心」としてよく知られているが、縦隔内に存在する気道の圧迫については40年間意識されてこなかった。これは、縦隔内気道が二重の「図と地」の関係をもっているため、一旦、縦隔全体が地として認識されると、地の中の図である縦隔内気道は認識の対象外になってしまうからではないだろうか。

図1c-2Aはゲシュタルト心理学で有名な「ルビンの壺」の絵である。中央の白色の部分が壺に、黒色の部分が対面する2人の人物の横顔に見えるが、一方に注目すると、他方が見えなくなる。それは両者が図と地の関係にあるからで、図に着目すると地が見えなくなり、地に着目すると、今度は地が図になり、それ以外は見えなくなる。このように図と地が反転する現象を「ゲシュタルト変換」という。図1c-2Aを胸郭にあてはめてみよう。壺の部分が縦隔で顔が両肺にあたる。それぞれの部分に気道が存在するがこのままでは認識できない。そこで、肺内気道を白色で加筆すると（図1c-2B）、気道が図になり、肺実質が地になる。今度は図1c-2Aの縦隔の中に気道を黒色で加筆すると（図1c-2C）、肺と縦隔内気道が図としてつながり、白色部分（縦隔内気道を除いた縦隔臓器）が地となる。

COPD研究は、図1c-2Bで図となった肺内気道を対象にして進められてきた。図1c-2Bを見ている限り、縦隔内気道は意識されない。医学領域には多重のゲシュタルト変換を必要とする疾患が、まだたくさんありそうである。

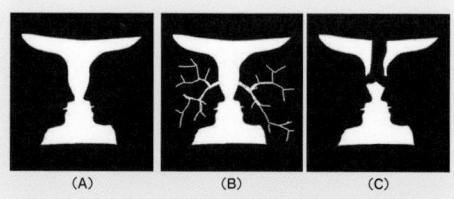

図1c-2　ルビンの壺を縦隔にたとえてみると

第2章

偉大なる横隔膜：哺乳類とヒトの進化の立役者

1　哺乳類は横隔膜類

　現在ある分類学は、必ずしも論理的整合性をもつものではない。科学的な知見の乏しい時代になされた不合理な分類が、修正されないままに慣習的に使用されていることはよくある。グループの定義は、グループに属するメンバーがもつ属性をもってなされる。①すべてのメンバーがもち、②メンバーだけがもち、③その属性なしではメンバーが存在しえない、といった属性があれば、それで定義されるのが望ましい。哺乳類という名称の由来である「哺乳」、つまり、乳を含む行為は、そのような属性であろうか。確かに、哺乳類だけが乳を飲んで育つ。しかし、代替栄養物が与えられたならば仔は育つので、③の条件を満たしていない。また、哺乳するのは誕生後のごく短い期間に限られるので、①の条件も危うい。例外的に、ヒト科ヒトのオスだけが成体になっても哺乳行動をする。乳汁は分泌されないのに、である。動物学会の構成員のほとんどはヒトのオスなので、「哺乳類」という名称は、彼らの習性の反映かもしれない。

　横隔膜は上記に挙げた3つの条件を満たす[1]。卵生のカモノハシにも横隔膜がある。ワニ（爬虫類）の中には、横隔膜に類似の膜をもつものがあるが、胸腔と腹腔を分離するものではない。体腔を二分する横隔膜をもつのは哺乳類だけである。さらに、横隔膜の欠損は致死的である。3つの条件を文句なく満たしている。哺乳類以外の脊椎動物には、体腔は1つしかない。哺乳類だけが胸腔と腹腔という2つの体腔をもっている。体内の空間が1つから2つに増えたことは、バクテリアのような前核生物に核膜が備わって真核細胞になったことに匹敵する、生物史上の一大革命である。数学的にいうと、どちらもトポロジー（位相幾何学）の変化である。横隔膜のおかげで哺乳類は、大きな圧力変動を胸腔内に作ることができ、換気する空気の量を飛躍的に増加させることに成功した。そして、単純な空気袋をきわめて精緻な微細構造をもつ肺胞肺に進化させた。また、胎児によって肺が圧迫される心配がなくなったため、胎生が可能になった。胎生は哺乳類の大きな特徴であるが、こ

れも横隔膜のおかげなのである。

　哺乳類は、横隔膜でもって明確に定義することができる。哺乳類を横隔膜類に改名しよう、という提案は過去に皆無ではなかったと想像される。それを妨げた理由は、前述した動物学会員の嗜好のほかに、もうひとつあると著者は考えている。それは、比較生理学研究ではよく知られていることであるが、横隔膜の主産物たる肺胞肺のガス交換効率が、鳥類の肺に劣ることである。万物の霊長たる人類が属する哺乳類は最高の属性で定義されるべきだ、という思いが、横隔膜類への変更を躊躇させてきたのではないだろうか。

　著者は哺乳類の肺が最高だと考えている。そして、哺乳類を横隔膜で定義すべきと考えている。横隔膜類（diaphragmal）である[1]。脊椎動物の肺の進化を見ていくと、その理由がわかる。

2　脊椎動物の肺の進化

　すべての脊椎動物が肺をもつ。ただし、魚類のガス交換は鰓で行われ、肺に相当する器官は浮き袋（鰾、ひょう）となり、浮力を調節するのに使われている。魚類の中でも「肺魚」は文字どおり、肺をもつ魚で、空気呼吸を行っている。なお、空気呼吸とは、「空気中の酸素を取り入れる呼吸」という意味で、陸上での生活を意味するのではない。他方、水呼吸というのは、水中に溶解した酸素を取り入れる呼吸という意味で、魚類の鰓呼吸と両生類の皮膚呼吸が水呼吸に含まれる。

　両性類以降の肺の進化を図2-1にまとめた。両生類は左右の肺をもっているが、単純な袋にすぎず、これだけでは酸素需要を賄うことができず、水呼吸に頼らざるをえない。両生類という名称のゆえんである。両生類には肋骨がないので、肺内を陰圧にすることができない。そのため、口腔内を陽圧にして空気を送り込む「陽圧呼吸」を行っている[2]。口腔内の空気は下顎にある「のど袋」に貯められ、のど袋の筋が収縮すると、肺内に送気される。

　爬虫類は、肋骨を用いて体内に陰圧をつくり、空気を肺内に引き込むことに成功した。そのおかげで、空気呼吸だけで酸素需要を賄えるようになり、完全な陸棲を可能にした。両生類の気管支が左右1本ずつであるのに対し、爬虫類の気管支は分岐を繰り返すようになった。肺内の表面積が増大し、ガス交換効率も増加していった。この特徴は、哺乳類と鳥類にも受け継がれていくが、さらなるガス交換効率の増加を求めて、両者は全く異なる戦略を取っ

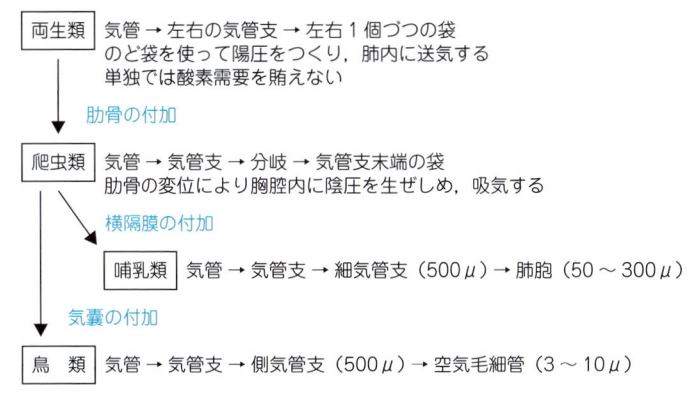

図2-1 脊椎動物の肺の進化

た。横隔膜と気嚢である。

　哺乳類の横隔膜は、なんと、両生類ののど袋の筋と相同である（「相同」とは、比較解剖学の用語で、生物のもつある構造が共通の祖先から生じた場合をいう。例えば、コウモリの翼とヒトの腕は相同である）。いずれも吸息時に収縮して空気を肺内に送り込む。のど袋は体腔外にあるために、収縮によって陽圧を生み出し、横隔膜は体腔内にあるために陰圧を生み出す。陽圧呼吸と陰圧呼吸の違いはあるが、「肺に空気を送り込むための駆動圧を生み出す」という機能は同じである。横隔膜を支配する横隔神経が頸神経（C3〜C5）の枝で、胸腔内を長く走行するのはそのためである。横隔神経は脊椎動物の進化の生き証人である。

　鳥類には横隔膜はない。鳥類は複数の空気嚢（air sac）を「ふいご」として用い、新鮮な吸入気が常にガス交換部位に流入する仕組みを作った[3]。空気嚢も肺と相同である。鳥類の肺の容積は哺乳類の肺よりもはるかに小さいが、空気嚢を含めた容積は哺乳類の肺よりも大きい。鳥類のガス交換部位は肺胞ではなく、空気毛細管（air capillary）と呼ばれる内径数μ（ミクロン）の細管で、空気は常に一方通行である。爬虫類も哺乳類も吸入した空気は同じ経路を通って排出されるので、新鮮な酸素がガス交換部に達する機会は吸気相だけに限られる。そのために、ガス交換効率は鳥類が最も高い。鳥類の高い酸素摂取能力は、長時間の飛行や高地での生存を可能にしている。恐竜も鳥類型の肺をもっていたことが化石から推定されており、高い酸素摂取能力が恐竜を巨大化させたと考えられている。しかし、現在の地上の覇者は哺

第2章　偉大なる横隔膜：哺乳類とヒトの進化の立役者　19

乳類である。哺乳類との競合のない地域（例えばニュージーランド）では、飛ばない鳥が多数種、生息している。鳥類は哺乳類との競合の結果、飛翔能力を最大化したと考えられる。恐竜絶滅後、小型化した子孫である鳥類は何ゆえ空に逃げたのか？

3　哺乳類の生存基盤はLOHAS

　哺乳類と鳥類の生態を比較してみよう。鳥類は卵生で哺乳類は胎生である。胎生であることが母子関係を強固にし、哺乳類に社会性と知性を授けたと考えられているようである。そして、その頂点に君臨するのがヒト、ということである。確かに、ヒトほどの知性をもつ鳥は存在しない。しかし、ヒト以外の哺乳類と鳥類を比較すると、社会性と知性にはさしたる差はないように思われる。賢い鳥は多数種存在する。胎生でない哺乳類も存在する。哺乳類と鳥類で最も異なるのは、やはり、肺である。

　肺の性能は、ガス交換機能だけで測られるべきではない。空気呼吸をする動物は、空中の浮遊粉塵を吸入することは避けられない。大気中の酸素濃度が十分であれば、吸入粉塵の処理能力が生存を左右する大きな要因となる。生体にとって最も無害な処理方法は、体内に沈着させないでそのまま呼気とともに排出することである。ヒトにおいては、粒径0.5μの粉塵の90％はそのまま呼気中に排出されるが、鳥類では50％しか排出されないとする実験報告がある[4,5]。この違いは、気流路径の違いで説明できる。哺乳類の肺胞のサイズは数10〜数100μmである。数μmの吸入粉塵の再排出に充分なサイズを保持している。しかし、内径数μの空気毛細管をもつ鳥類型の肺にあっては、空気毛細管まで達した粉塵は気流路の壁に沈着し、再排出は困難と考えられる。哺乳類の肺は酸素摂取効率において劣るものの、大気中浮遊粉塵に抗して、安定かつ持続可能な酸素摂取システムであるといえる。丈夫でながもち、LOHAS（lungs of health and sustainability）である。一方、鳥類の肺は、ハイスペックだけれど壊れやすい。空気呼吸をする動物にとって、隕石落下や噴火の際の粉塵や空気感染性ウイルスは、太古の昔も現代も、種の存続を脅かす最も深刻な脅威である。哺乳類のLOHASな肺が、鳥類に勝る繁栄をもたらしたと考えられる。

　恐竜絶滅の原因は、隕石落下の際の浮遊粉塵が太陽光を遮断して地表温度が低下して、食物が不足したため、とする仮説が有力である。実は、恐竜た

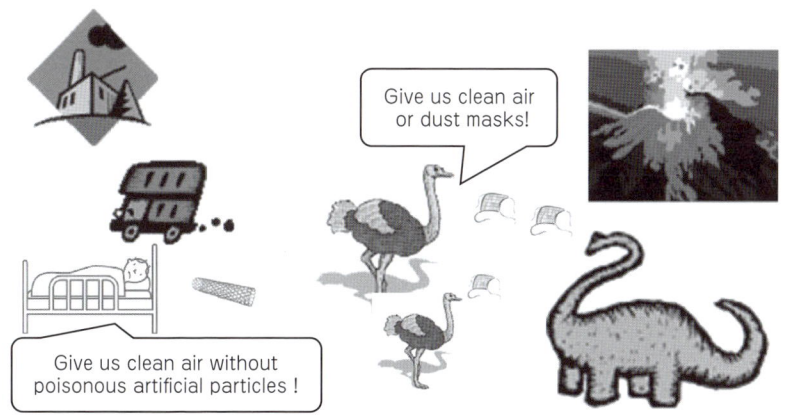

図2-2 人類が第2の恐竜にならないためになすべきことは

ちは浮遊粉塵による塵肺症に集団罹患したのかもしれない。酸素摂取の効率化を求めるあまりに、大規模大気汚染に足を掬われたのかもしれない。進化の仮説を実験によって検証することはできないが、仮説から何らかの教訓を得ることはできる。現在人類は、自然界にある大気中浮遊粉塵よりもさらに微小な浮遊粒子を人工的に大気中に拡散している。自然界に存在する浮遊粉塵への対処法を、哺乳類は数億年かけて練り上げてきたが、人工的な微小粉塵に対しては無防備である。人類が第2の恐竜にならないとは限らない（図2-2）。

4 直立歩行と横隔膜

　哺乳類にとって横隔膜はきわめて重要な器官である。数ある哺乳類の中で、覚醒中のほとんどの時間、横隔膜を地面と平行にしているのはヒトだけである。面に垂直な直線を幾何学で「法線」という。つまり、ヒトの横隔膜の法線方向は、覚醒中、重力の方向に一致している。

　ヒトの直立歩行の起源として、①上肢を自由にして運搬や道具の使用に用いる、②眼球を高位に保つことで視界を拡大する、などの仮説が提案されているが、いまだ定説はない[6]。著者は、直立歩行によって、横隔膜の法線方向が重力と一致することに着目して、「歌を上手に歌うため」という仮説を提案している[1]。鳥、蛙、テナガザルなど、歌を歌う動物は、いずれも上体

を直立させて鳴く。これらの動物は鳴き声を情報伝達の手段として用いている。ヒトの音声言語も歌の一種である。そして、鳴き声は呼気流とともに発せられる。上体を直立させると呼気流発生器官（気嚢、のど袋、横隔膜）の運動が重力方向に一致し、精密な制御が可能になる。このことが、歌う動物が直立する理由と考えられる。ヒヨドリの鳴き声を解析した研究によると、ヒヨドリは、音声に間（segmentation）を入れて分節化することで、文法を構成しているという[7,8]。分節化は呼気流量を制御することによって可能になる。

　ヒトは哺乳類の中で最も歌が上手であり、かつ、移動中も上手に歌うことができる。移動中の情報交換は、狩猟などの集団行動の精度を向上させる。道具の使用や視界の拡大も重要であるが、情報を共有する手段があってこそ、道具の使用技術や視覚情報を集団として保持し、次世代に継承できる。横隔膜を水平にして移動することで、精妙な発声と緊密な情報交換を進化させ、ついには集団に固有の言語体系を構築したと考えられるのである。ヒトは、横隔膜を水平に保っている哺乳類（horizontal diaphragmal）であり、歌うホモ属（*Homo Cantale*）である[1]。

5　言語中枢と横隔膜

　著者らは最近、ヒトの言語中枢が左大脳半球に存在する理由について横隔膜が関わっているとする仮説を提唱した[9]。著者の知る限り、それ以外の仮説はまだ提唱されていない。ヒトの口唇や、舌、声帯のような音源器官は完全に左右対称で、脳機能の局在を発声器官で説明することはできない。しかし、発声はこれらの音源器官だけでなく、気流を生み出す呼吸系も大きな役割を果たす。ヒトの発声は、特殊な場合を除き、呼気時になされ、沈黙時とは異なる呼吸様式になる。安静沈黙時には、吸気時に収縮した吸息筋（外肋間筋と横隔膜）が弛緩することによって、呼気流が生じる。しかし、発声時には、主要呼息筋である腹筋群が随意的に収縮して横隔膜の変位を制御する。これにより呼気流量が制御され、短い間を挟んだ意味のある発話が可能になる。肺は左が2肺葉、右が3肺葉に分かれているが、総容積は左右ほぼ等しい。呼吸器系および呼吸筋群にも左右差はない。しかし、横隔膜の下に位置する腹腔内臓器は左右で大きく異なる。人体最大の充実性臓器である肝臓が右に位置し、人体最大の管腔臓器である胃が左方に位置している。腹筋

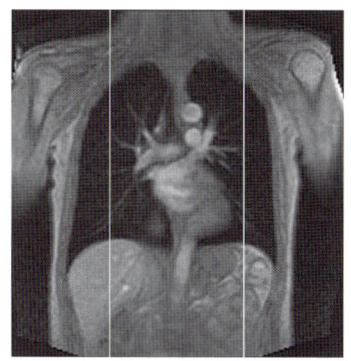

図2-3 歌唱中の2DダイナミックMR画像（前頭断）

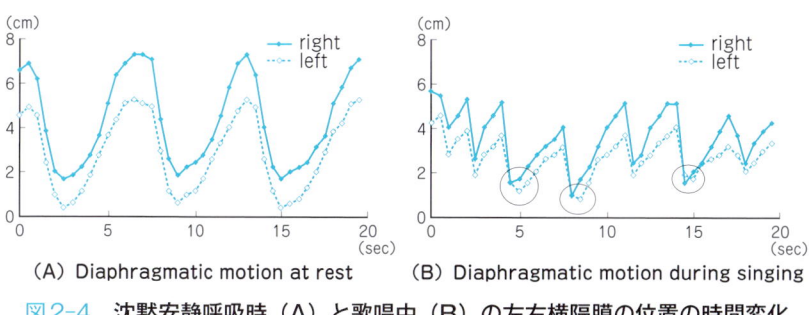

(A) Diaphragmatic motion at rest　　(B) Diaphragmatic motion during singing

図2-4 沈黙安静呼吸時（A）と歌唱中（B）の左右横隔膜の位置の時間変化

　群の生み出す腹圧の変化に対して、肝臓はほとんど変形しないが、胃は高度の弾性変形を来しうる。つまり、腹筋の収縮によって生じた力が、右側では肝臓を介して忠実に横隔膜に伝達されたのに対して、左側では、胃の弾性変形によって伝達が修飾される可能性がある。横隔膜の位置情報は迷走神経知覚枝を介して対側の大脳半球に伝えられる。右横隔膜の位置情報が優先的に採用されることが言語中枢が左半球に局在する理由であろうと、著者は考えた。
　この仮説を検証するために、健常ボランティア（右利き）の2DダイナミックMR画像を撮像して検証した（図2-3）。両側肺野の中央に試験線を設け、横隔膜の位置をフレームごとにプロットしたのが図2-4である。沈黙安静時には、左右の横隔膜の運動は完全に同期していたが、歌唱中は左横隔膜が発

声開始直後に時々奇異的な動きをすることが確かめられた（図2-4B丸印）。沈黙安静呼吸中には左右差が認められないのは、沈黙安静時は腹筋の収縮が起こらないためである。

　言語のみなもとである音声は、呼気流に乗って発せられる。呼気流量の制御は、音声と音声を分節するために必須の機能であり、腹筋がそれを担っている。FOXP2という遺伝子がヒトの言語機能に重要な機能を有していることが、遺伝性の言語障害の家系の調査で明らかになった[10]。この遺伝子のノックアウトマウスを作成したところ、肺胞肺の形成不全があったという報告がある[11]。FOXP2は、呼吸筋の運動調節、つまり、呼気流の制御機能を介して言語に関わっている可能性がある。

　このように見てくると、古代ギリシャ人の「魂は横隔膜に宿る」は大気から引き込んだPneumaが言葉として表出されることを意味しているのかもしれない。彼らは、発声の際の腹筋と呼気流の関係も、もしかしたら理解していたのではないだろうか。日本でも、言葉に宿る力を「ことだま」という。

【文　献】

1) Kitaoka H, Chihara K. The diaphragm：a hidden but essential organ for the mammal and the human. Adv Exp Med Biol, 2010：669；167-71.
2) Gans D, DeJongth, HJ, Farber J. Bullfrog（Rana catesbeiana）ventilation：how does the frog breathe? Science 1969：163；1223-5.
3) Brown RE, Brain JD, Wang N. The avian respiratory system：a unique model for studies of respiratory toxicosis and for monitoring air quality. Environ Health Perspect 1997：105；188-200.
4) Mensah GA, Brain JD. Deposition and clearance of inhaled aerosol in the respiratory tract of chickens. J Appl Physiol 1982：53；1423-28.
5) Heyder J. Deposition of inhaled particles in the human respiratory tract and consequences for regional targeting in respiratory drug delivery. Proc Am Thorac Soc 2004：1；315-20.
6) Stanford C. UPRIGHT the evolutional key to becoming human. New York：Baror International Inc. 2003.
7) Okanoya K, Song syntax in Bengalese finches：proximate and ultimate analyses. Advance in the Study of Behaviour 2004：34；297-346.
8) Suge R, Okanoya K. Perceptual chunking in the self-produced songs of Bengalese finches（Lonchura striata var. domestica）. Anim Cogn 2010：13；515-23.
9) Kitaoka H, Chihara K. Asymmetry of the diaphragmatic motion during vocalization may cause the laterality of the speech center in the brain.

Forma 2011 : 26 : 25-7.
10) Lai CS, Fisher SE, Hurst JA, et al. A forkhead-domain gene is mutated in a severe speech and language disorder. Nature 2001 : 413 ; 519-23.
11) Shu W, Lu MM, Zhang Y, et al. Foxp2 and Foxp1 cooperatively regulate lung and esophagus development. Development 2007 : 134 ; 1991-2000.

COLUMN ④ 形態学と生理学を医学の外からながめてみる

　臓器の構造と機能は従来、解剖学と生理学という異なる学問領域で扱われてきた。構造を調べるためには、時間を止めて、つまり、固定標本にして観察する。数理的に表現すると、解剖学とは、時間軸を犠牲にして空間情報を明確化する研究手法である。一方、機能は時間あっての概念である。動かないものに機能はない。呼吸や循環など、生体にとって有意義だと解釈される動きが「機能」と定義される。機能を調べる際には、時間的な変化を定量的に追跡できる指標が用いられる。呼吸機能の場合、肺気量位の時間変化を2次元グラフにプロットしたものがスパイログラフィーである。つまり、スパイログラフィーは呼吸器系をブラックボックスとみなして、その容積変動を2次元的に可視化する方法である。ブラックボックスなので、ボックス内部が本来もっている3次元空間情報は消去され、1次元の数値情報に置換されている。

　以上の考察より、形態学も生理学も、本来は4次元現象である生体の現象を、2次元画像として可視化する研究手法であることがわかる。形態学の2次元情報と生理学の2次元情報を組み合わせれば、本来の4次元情報が再構成できるか？　できないことを、本書第1章の最大努力呼気検査の事例が示している。

　医学に限らず、人類が最も多用してきた情報媒体は紙という2D面である。近代に映写フィルムが、現代ではコンピュータディスプレイが追加されたが、2Dであることに変わりはない。コンピュータグラフィクスで作成された3D画像も、画像自体は2Dである。人類が用いる情報媒体がほとんど2次元であるのは、おそらく、網膜がほぼ2次元構造であることに由来する生物学的な制約であろう。物理学のように数学的な抽象化が進んだ学問分野では、現象を4個の時空間変数（x, y, z, t）で論理的に表現することが前提とされており、自らの生物学的な制約を論理で克服することに成功した。現代医学はまだその域に達していないが、オイラーが18世紀半ばに関数を定義してからの歴史を思えば、遅くとも100年後にはそのような時代になっているのではないだろうか。

COLUMN ⑤ 椎体交叉はなぜある？

　脊椎動物はすべて、椎体交叉がある。なぜだろうか。著者は発生学も脳科学も門外漢なので、最新の仮説を知らない。以下は著者の幾何学的な発想に基づく仮説である。

　小脳と末梢神経には交叉はない。小脳と大脳の間には交叉がある。つまり、大脳にとって交叉が必須であることを意味する。ここで、脳幹に対する小脳と大脳の位置関係を考えると、小脳は脳幹の後方に位置し、大脳は脳幹の前方に位置する。仮に、大脳と小脳にホムンクルス（小人）が住んでいるとしたら、小脳ホムンクルスは、車の後部座席に前を向いて座って運転している状態に例えられる（図2c-1）。一方、大脳ホムンクルスは、前部座席に後ろ向きに座って、後脳のスクリーンに映る視覚情報を見ながら運転している状態である。小脳ホムンクルスは自分自身が見えないが、大脳ホムンクルスは小脳ホムンクルスに制御される自分、世界の中にある自分を見ることができる。意識である。脊椎動物は小脳と大脳の二重制御によって、外界に対する適応能力を飛躍的に増大させたと考えられる。

　しかし、このままでは困ったことがある。大脳ホムンクルスの世界座標系は、小脳ホムンクルスの座標系と鏡像関係にある。我々は、鏡を見ながら操作をすると左右を混同してしまう。いちいち左右を逆転させる計算をしないといけないので、不便で仕方がない。そこで、ソフトウエアで逆転計算をするのではなく、ハードウエアの左右を変えてしまったのが、椎体交叉であると著者は思う。後脳のスクリーンに映る視覚情報を始め、大脳へのすべての配線を左右逆にすれば、座標系の鏡像関係が解消される。大脳ホムンクルスは自分が小脳ホムンクルスと同じ場所に座っているかのように身体を操作することができる。大脳が小脳と同じ座標系をもつことに成功した脊椎動物が、我々の祖先だったのではないだろうか。

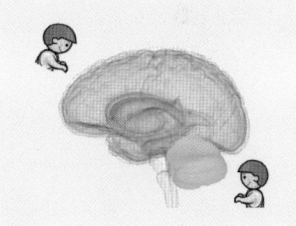

図2c-1

COLUMN ⑥ 脳トレの前に鍛えよ "はらぢから"

　乳幼児は、人種や遺伝に関係なく、周囲で話されている言葉をしゃべるようになる。言語学者のノーム・チョムスキーは、ヒトには普遍的な文法を生成する能力が生来的に備わっており、脳内に言語モジュールとして存在している、という「生成文法」の理論を提唱した。すべての言語に共通の性質は、音声の分節化である。チョムスキーの言語モジュールとは、発声の際の腹筋の調節機構を指している可能性がある。

　我々は、発話中の構音に関しては意識的だが、腹筋による呼気流の制御は意識されない。発話中に自分が腹筋を収縮させていることに気づいている人はまれである。我々が歩行をするときに、どこに向かっているのかは意識しても、それぞれの筋肉がどのタイミングで収縮弛緩するかに対しては無自覚であるのと同じである。これらの運動は小脳によって制御されているため、我々は意識しないで精確に実行できる。数10万年もしくは数100万年前、二足歩行を始めたヒトの祖先は、意識して歩行していたことだろう。音声で会話を始めたヒトの祖先は、意識して腹筋を使っていたことだろう。神の意思を伝達するシャーマンは、腹筋を絞るようにして、乳児の泣き声のような言葉にならない声を上げる。人類の自然言語成立と、小児の音声言語獲得の過程で、腹筋の活動が決定的な役割を果たしているように思われる。

　現代人は、精神や言語を首から上の機能であるとみなしているが、首を支えているのは身体であり、音声言語を支えているのは呼息である。精神活動に対する呼吸の重要性が再認識されなければならない。

第3章

呼吸する肺胞：
肺胞運動の総和が換気

　呼吸とは、呼吸筋が活動して胸郭が動くことにより肺内の空気が移動し、酸素と二酸化炭素の交換が行われることである。肺内の空気の移動を「換気」という。胸郭が動くと、それに応じて肺が動く。肺は数億個の肺胞からなるので、肺が動くということは、数億個の肺胞が動くということである。従来の呼吸生理学では、肺胞の動きについては何も述べられていないが、肺胞が動くことによって、空気が動き、気流が生じる。数億個の肺胞の運動によって生じた気流の総和が気管を通して大気と交換されるのであるから、肺胞はガス交換の主役であるだけでなく、換気に関しても主役なのである。

1　肺胞構造を理解する

a. 肺胞系の従来モデル

　肺胞を表わすモデルとして呼吸生理の教科書で最も多く用いられているのは、図3-1のようなチューブバルーンモデルであろう。細気管支の先端に肺胞が付着し、呼吸サイクルに応じて肺胞が膨張収縮する、というものである。バルーン内部は無構造で、単に容積が変化するだけである。しかし、実際の走査電子顕微鏡画像（図3-2）を見ても、図3-1のような形状はどこにもない。細気管支に続く構造は、スポンジ状をなしている。呼吸サイクルでこのスポンジ様の構造はどのように動くのだろうか。全体が同じように膨張収縮するのだろうか。多くの呼吸器科医は、暗黙裡にそう思っているのだろう。しかし、このような複雑な構造が、そのままの形状を保って膨張収縮することは、実際上はありえない。構造と材質にあった動きをするはずである。

　図3-3は、Weibelの気道樹モデルである[1]。気管から肺胞までがモデル化されている。この図の肺胞は、分岐構造の肺胞管の周囲に開口しており、実際の肺胞の形状と合致している。しかし、肺胞管と肺胞管の間の隙間は、実際の肺胞構造には存在しない。

　図3-4は、2011年のNew England Journal of Medicneの論説に掲載された肺細葉の模式図である[2]。1本の細気管支からブドウの房のように多数の

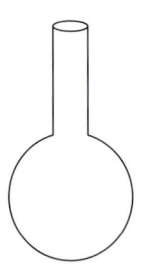

図3-1 教科書でよく使われる肺胞モデル

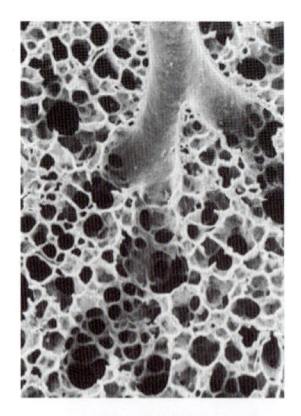

図3-2 ヒト肺の走査電子顕微鏡画像

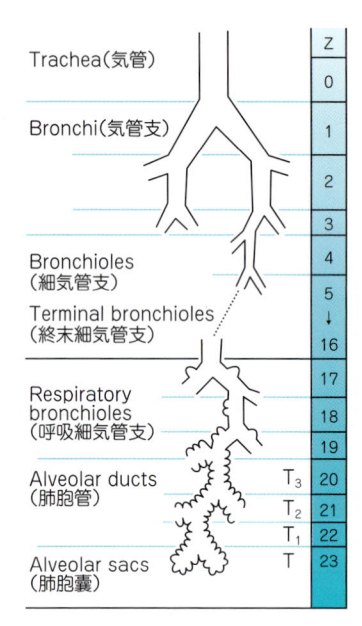

図3-3 気管から肺胞までのWeibelモデル
(Weibel ER. Geometry of alveoli and their relationship to alveolar ducts. Morpometry of the lung. New York：Academic；1963. p.56-61より転載，改変)

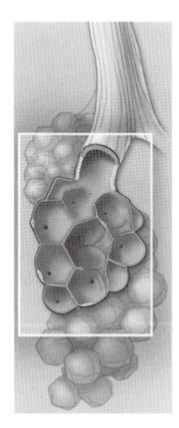

図3-4 肺胞構造のMitznerの模式図
(Mitzner W. Emphysema – A disease of small airways or lung parenchyma? N Eng J Med 2011；365；1637-9より転載)

肺胞が連なっているのが描かれている。図3-3よりさらに実物に近いように思われるが、図3-2の走査電顕画像とは大きな隔たりがある。図3-4では肺胞囊と肺胞囊の境界が明瞭であるが、図3-2では境界らしきものは見あたらず、すべての空間が肺胞で埋め尽くされている。とはいえ、呼吸細気管支からそれぞれの肺胞に至るルートは1本、ただ1本あるはずである。画像を見るだけではわからないが、実物を手にすることができれば、そのルートを追跡できる。図3-2は一見したところ、スポンジとよく似た構造であるが、スポンジは空気がどこからでも出入りする構造になっていることが、肺胞構造と大きく異なる。

b. 肺胞系は4次元商店街

　肺胞構造のキモは、「空気の通路がある」ことと「隙間なく埋め尽くされている」ことがともに満たされることである。空気の通路は、元をたどれば1本の気管に発し、個々の肺胞が終端の巨大な樹枝状構造である。数学のグラフ理論では、このような構造を「木（tree）」という。「隙間なく埋め尽くされる」ことを幾何学的には「空間充填」構造と呼ぶ。物質を効率的に輸送し、かつ空間を最大限利用する、きわめて合理的なシステムである。人間社会は、肺胞系とよく似たシステムをつくっている。商店街である。商店街全体が肺細葉、通りが肺胞管、店が肺胞である。人間の作った商店街は平面的な配置であるが、肺胞系は上下にも店がある3次元商店街である。さらに、呼吸のたびに形が変わる「4次元商店街」である。商店街を訪れる客（すなわち気流）は酸素をお店の壁に置いていき、替わりに二酸化炭素を受け取って帰る。「通りに沿って店が並んでいる商店街」である。それに対して、チューブバルーンモデルは、「一本道の突き当たりにある一軒家」に相当する。商店街に比べると、何とも貧しい。商店街と肺胞系の違いは、商店街では、通りが交差してループをつくっているが、肺胞管は分岐構造なのでループはない。空気は常に行った道を戻るので、堂々巡りが避けられる。換気には好都合な構造になっている。

　一体、自然はどのようにしてこのような精緻な構造をつくったのか？　形態形成の過程を知れば、それがわかる。完成品がいかに複雑でも、生体の始まりは1個の細胞である。形態形成の過程は、単純な要素の組み合わせである。その過程をモデル化すれば、おのずと4Dモデルになる。

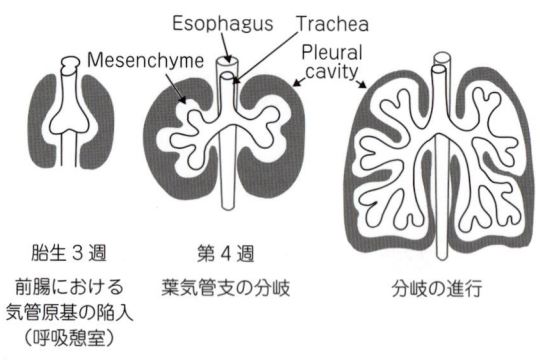

図3-5 ヒト胎児肺の形態形成過程

(Langman J. Medical embryology. Baltimore：The Williams & Wilkins Company；1975より転載)

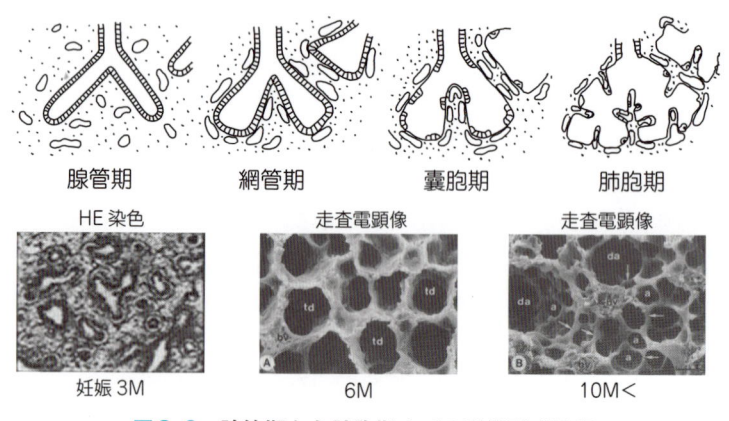

図3-6 腺管期から肺胞期までの形態形成過程

(Burri PH. Structural development of the human lung. Handbook of Physiology, the respiratory system. Lippincott-Raven；1991. p.8-21より転載)

c. 肺胞構造を形態形成に基づいて理解する

　ヒト肺の形態形成は、胎生3週に前腸に生じた窪み（気管原基）から始まる（図3-5)[3]。気管原基は左右、上下に分岐し、15週までに平均20回以上の分岐を繰り返す（腺管期）。その後、気道の最末梢部分が拡張変形して肺胞管が形成され（網管期、嚢胞期）、さらに、誕生直前から小児期にかけて肺胞が形成される（肺胞期)[4]。腺管期から肺胞期までの模式図と実画像を図3-6に示す。呼吸細気管支までの気道樹の成長は、腺管期までは、分岐数の

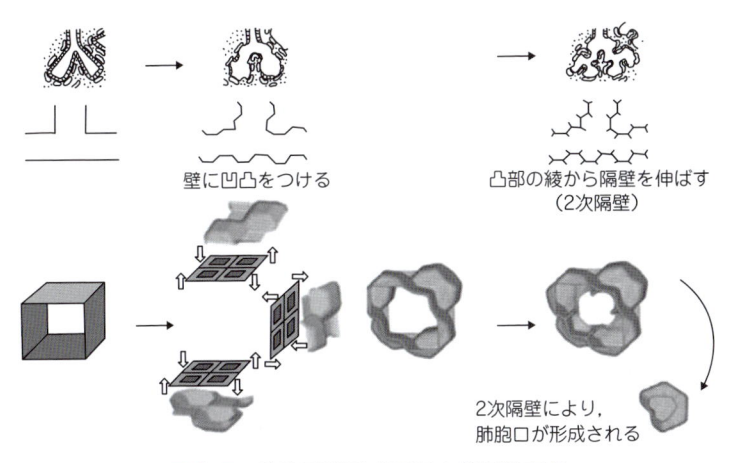

図3-7　肺胞形態形成過程の幾何学表現

増加と容積の増加の双方でなされるが、網管期以降は、分岐はそのままに、容積と表面積が増大していく[5]。

　肺胞の形態形成過程を詳しく説明する。まず、肺胞管が空間を埋め尽くすように拡張する。すると、拡張した肺胞管の壁（1次隔壁）に毛細血管が侵入して蛇腹状に変形する。次いで、壁の稜から隔壁（2次隔壁）が内腔に向かって突出成長し、肺胞が形成される。隣接する1次隔壁の間に存在する間質はほとんど消失し、互いに癒合して1枚の肺胞隔壁となる[4]。つまり、1次隔壁は異なる肺胞管に所属する肺胞を境する隔壁となる。そして、2次隔壁は同じ肺胞管に所属する肺胞を境する隔壁である。空間的な位置関係を考慮すると、1次隔壁は「肺胞管間隔壁」、2次隔壁は「肺胞管内隔壁」である。通常の解剖学の教科書には1次隔壁と2次隔壁を区別した記載は見あたらないが、両者の区別は発生学的にも機能的にもきわめて重要である。

　2次隔壁の自由縁が輪状になり、肺胞口（alveolar mouth）となる。肺胞入口輪（alveolar entrance ring）とも呼ばれ、弾力線維が豊富に分布する[6]。肺胞口は3次元的な構造なので、2次元断面像である組織標本観察ではわかりにくいが、肺胞管の中央に向かって伸びている隔壁の先端が肺胞口の断面である。肺胞の成熟過程は小児期をとおして持続し、最終的には、肺胞管の全周が多数の肺胞で占められる。

　この過程を幾何学的に表現すると、図3-7のようになる[7]。原始肺胞管を四角柱で表現し、壁面が変形していく過程が示されている。平らな壁に凹凸

（A）立方状肺胞管　　（B）単一肺胞　　（C）分岐肺胞管

（D）肺実質　　（E）肺実質の肺胞管内視画像

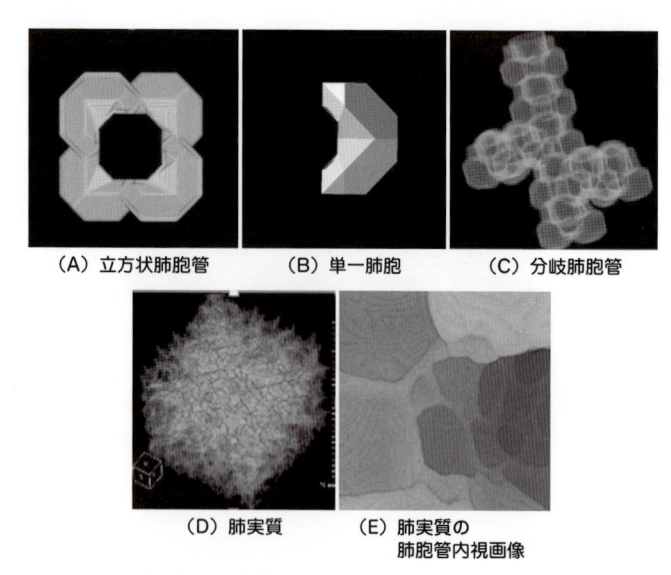

図3-8　肺胞系の3次元コンピュータモデル

がつき、凹凸の稜の部分から2次隔壁が伸びていく。2次隔壁の自由縁が輪になるようにつながると肺胞口ができる。肺胞口の奥に広がる空間が肺胞腔である。図3-7では、単純化のため、どの壁面も同じ変形をしているが、隣接する肺胞管壁と凹凸が一致しさえすれば、どのような形状でも構わない。

これらの構造上の変化は、肺胞の機能的な成熟を伴う。肺胞管が拡張することにより空間利用率が増加し、内壁の蛇腹状変形により、表面積が増加する。最後に、肺胞を形成することにより、変形能を獲得する。肺の膨張収縮は換気を行うのに必須の機能であるが、誕生までは、酸素は胎盤を通して供給されているため、肺胞の変形能は不要である。誕生直前に肺胞の形成が始まり、小児期に肺胞が成熟していくのは、酸素供給方法の質的および量的変化と符合する。

以上の形態形成の過程を踏まえて著者らが作成した最も単純な幾何学モデルが、図3-8A（DVD：動画3-1A）である[7]。この中に含まれている1個の肺胞を抜き出したのが、図3-8B（動画3-1B）である。立方状の肺胞管をいくつか組み合わせると、図3-8C（動画3-1C）のような分岐肺胞管になる。もっと多数を組み合わせると、図3-8D（動画3-1D）のような肺実質モデルになる。なお、肺実質モデルでは、実際の肺胞構造に近づけるべく、肺胞壁

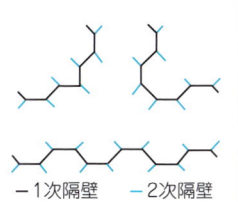

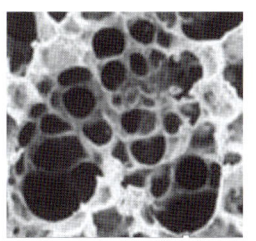

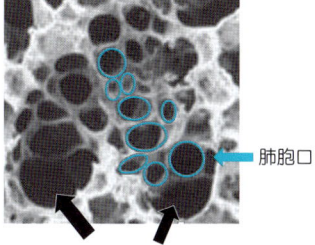

(A) 断面の模式図　　(B) 走査電子顕微鏡画像　　(C) 電顕像の解説図

図3-9　肺胞の1次隔壁と2次隔壁

の配置を不規則にしている。肺実質モデルの内部を肺胞管の走行に沿って内視すると、図3-8E（動画3-1E）のようになる。仮想肺胞管内視画像である。肺胞構造4Dモデルの幾何学的な性質については、第6章第3節で説明する。

d. 肺胞口が肺胞構造のカナメ

　肺胞口は、れっきとした解剖学用語であるが、聞いたことがないという呼吸器科医が大勢である。Kohn孔のほうが知名度が圧倒的に高く、混同する人もいる。Kohn孔は肺胞壁に開いた、数μmの微小な孔で、若年者の肺にはほとんどなく、加齢とともに増加する。健常者では、Kohn孔の機能はない。確かに、Kohn孔に関する説明のない呼吸器の教科書はめったにないが、肺胞口について説明した呼吸器の教科書もめったにない。図3-4の模式図にも、肺胞1個につきKohn孔が1個づつ描かれている。明確な肺胞口は描かれていないことを考えると、もしかしたら、呼吸器エンジニアリング研究の第一人者であるMitzner博士は、肺胞口とKohn孔を混同しているのかもしれない。

　図3-9Aに肺胞壁の断面の模式図を示す。1次隔壁はすべて互いにつながっており、ネットワークを形成している（3次元では面のネットワーク）。胸腔内圧の変化は胸膜を介してこのネットワークに伝達される。一方、2次隔壁の先端（3次元では縁）は肺胞管腔内に突き出しており、どこにも連絡していない。これが肺胞口の断面である。つまり、肺胞口の丸い部分は画面に垂直に位置する。組織像では「口」と認識しがたいことが、肺胞口の認知度が低い理由と思われる。図3-9Bは実際のヒト肺の走査電顕画像、図3-9Cはその解説図である。図3-9Bの画像では、本来ある肺胞口と組織を切断し

たときに生じた断面上の輪状構造との区別がしにくいが、画面の突き当たりに位置する多数の丸い輪が、肺胞管の側壁に開口する肺胞の口である。

2 呼吸中の肺胞の運動

著者が「肺胞運動（alveolar motion）」という語を用いたとき、数人の呼吸器科医から「肺胞には平滑筋がないから、運動という語は不適切だ」という指摘を受けた。医学生物系では、「運動」は筋組織の収縮による動きに限定して使用される傾向がある。しかし、広辞林で「運動」を引いてみると、最初に「物体が時間とともに空間内の位置を変える現象。物が動くこと」と書かれている。確かに、「リンゴの運動」という表現は日常会話では奇妙である。しかし、「リンゴの落下運動」はニュートン力学の代表例である。換気力学で「肺胞の運動」という語を用いるのは、何ら問題はない。むしろ、生理学研究において、運動を筋組織の活動に限定したことが、肺胞運動の解明が立ち遅れた一因ではないだろうか。肺と同様に流体の輸送をその機能とする心臓は、筋線維のかたまりである。心筋線維の運動は詳細に研究されており、肺胞とは大きな違いである。

a. 実際の肺胞の動態画像

従来の呼吸生理学では、肺胞系は静的な拡散場とみなされ、呼吸中の肺胞壁の運動はほとんど考慮されてこなかった。実際、呼吸中、ヒトの肺胞がどのように動くかは、直接観察が難しいこともあり、よくわかっていない。しかし、小動物の胸膜直下肺胞の直接観察[7, 8]により、ヒト肺胞の動態を推定することができる。図3-10（動画3-2）は、ラットの胸壁に小孔を開け、ビデオカメラで胸膜直下の肺胞の動態を撮影したものである（倍率は、AとBが4倍、Cが20倍。部位は異なる）。これらの動画は、2005年、著者が構築した肺胞4Dモデルの妥当性を検証する実験画像を探索していたときに、文献8の著者、New York州立大学のNieman博士が提供してくれた。正常ラット肺で肺活量相当の換気を行うと、胸膜の移動が大きくて、ビデオカメラが追随できないが、生理食塩液で肺胞洗浄を行い、多数の肺胞が虚脱した状態にすると、少量の換気量で、つまり、胸膜の移動がほとんどない状態で、残存肺胞の換気動態を観察することができる。この方法の欠点は、残存肺胞が必ずしも正常とはいえないこと、周囲の肺組織が無気肺になっているので、

(A)

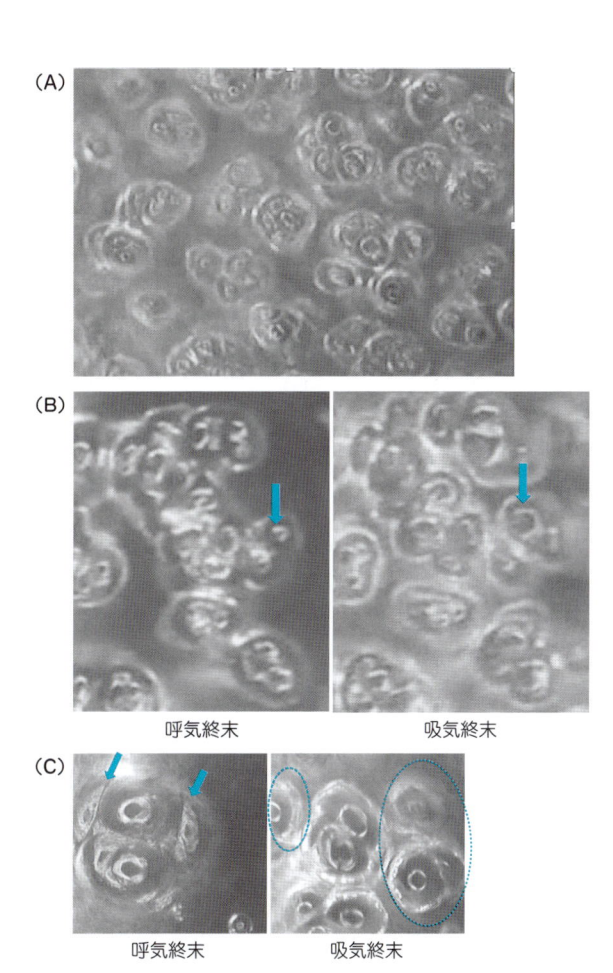

(B)

呼気終末 　　　　　　　　吸気終末

(C)

呼気終末 　　　　　　　　吸気終末

図3-10　胸膜直下ラット肺胞の直接観察画像
(A) 多数の肺胞嚢が並んでいる（4倍拡大）
(B) 大半が無気肺に陥った中に開存している肺胞管（4倍拡大）
　　 矢印は肺胞口
(C) (B)の20倍拡大

本来は多角形の肺胞が丸く観察されることである。そうであっても、肺胞と肺胞口の動きはよく観察できる。静止画像では、呼気終末の構造と吸気終末の構造の対応がわかりにくいので、ぜひとも動画をご覧いただきたい。図3-10A（動画3-2A）では胸膜直下の肺胞嚢が多数並んでいる。ひとつの肺胞嚢の中に数個の肺胞が認められる。ただし、この動画では肺胞嚢の動態が早すぎてわかりにくい。図3-10B（動画3-2B）のように、周囲の大半が無

気肺に陥った部位で観察すると個々の肺胞管や肺胞嚢が観察しやすい。画面中央を走る肺胞管が数回分岐している。呼気終末時には分岐している様子がよくわかるが、吸気終末に容積が増加すると、立体的な配置になって、分岐の様子が分からなくなっている。呼気終末に肺胞の中央に位置する白色の輪状構造が肺胞口である（図3-10B矢印）。白く光るのは液膜が反射しているためである。吸気終末時に肺胞口の白い輪が薄く大きくなるのがわかる。高倍率で観察すると（図3-10C、動画3-2C）、呼気終末に小さくなった肺胞口の縁に反射した光がゆらゆら揺れている。肺胞口を塞ぐように液膜が覆っていると推定される。吸気相になり気道内圧が増加すると液膜が破裂し、空気が肺胞内に流入して肺胞が拡張する。呼気終末時には確認できない肺胞が吸気途中で突然姿を現わすのがいくつも観察される（図3-10B左図矢印、図3-10C右図楕円に相当）。これらは肺胞洗浄によって肺サーファクタントが失われたため呼気終末には虚脱するが、気道内圧の上昇によって再膨張（リクルートメント）する肺胞群である。肺胞だけでなく肺胞管腔も虚脱して無気肺になってしまった部分は、換気サイクルを通して暗赤色のままである。

　要約すると、肺胞系は肺胞口の動態によって、容積が変わる。呼気終末において肺胞口が閉鎖する（ただし、後述するようにすべての肺胞口が閉鎖するわけではない）。閉鎖するとそれ以上の肺胞の収縮はなくなる。肺胞口が開放すると、肺胞が膨張する。

b. 肺実質の動態

　胸膜直下の動態観察では、単一の肺胞嚢の動態を観察することができるが、肺実質全体としてどのように動くのかは、この手法ではわからない。現代の最先端画像技術を以てしても、*in vivo*で無傷の肺実質の運動を精度よく観察する方法はない。そのかわりに、呼吸サイクルのある点で肺を迅速凍結固定して、組織標本を作成した実験は過去に多数ある。厳密には動態ではないが、それらの画像から動態を推定することは可能である。

　肺胞口のサイズが呼吸運動によって変化することを最初に示したのは、1987年、Mercerらである[9]。彼らは異なる肺気量位で迅速凍結した肺標本の連続切片から肺胞の形状を3次元再構成し、肺胞口の開口径と平均肺胞径の比を算出した（図3-11、青色部分は著者が加筆）。その結果、肺気量位とともに、その比が増加することを見い出した。つまり、肺胞が縮むときは、肺胞口がより強く縮むのである。肺胞口に弾力線維が集中して分布していることを報告した彼らの別論文[6]と合致する知見である。

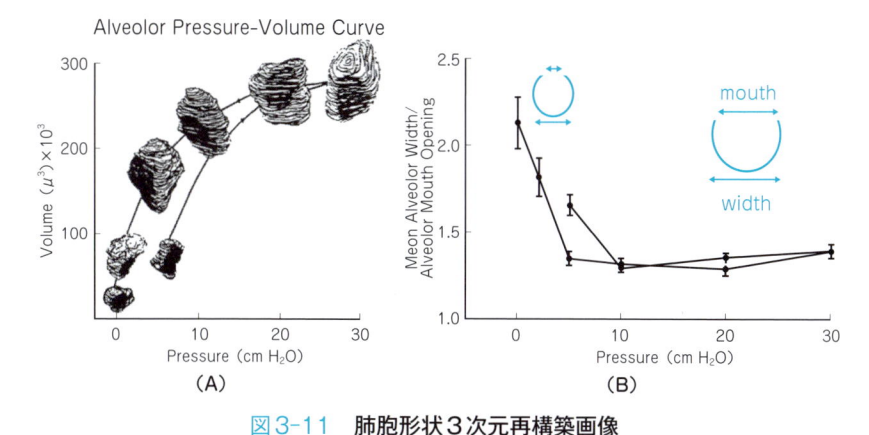

図3-11 肺胞形状3次元再構築画像

(A) ただちに凍結，(B) 20分後に凍結
(Mercer R, Laco TJM, Crapo JD. Three-dimensional resonstruction of alveoli in the rat lung for pressure-volume relationships. J Appl Physiol 1987；62：1480-87より転載，青色部分は著者による加筆)

　残気量位における肺胞口の閉鎖を示す迅速凍結標本写真が掲載された論文は他にも複数ある[10, 11]。肺サーファクタント研究の第一人者Clemmentsらは1970年，窒素洗い出し曲線の第4相のメカニズムを調べるために，ラット肺を低気量位にして，ただちに迅速凍結固定した標本と20分間低肺気量位を維持した後で，凍結固定迅速凍結固定した標本を作成し，両者を比較検討した[10]。20分間低肺気量位を続けた肺は容積が8％減少しただけであるのに，コンプライアンスは42％に低下していた。図3-12がそれぞれの組織標本である（青色部分は著者が加筆）。いずれの標本内にも，末梢気道閉塞も無気肺も認められなかった。また，肺胞壁表面積も肺胞・肺胞管容積比も両者に変化はなかった。論文著者らは「検出不能な形態変化が存在しなければ，第4相は表面張力の変化に由来すると考えられる」と結論している。彼らの結論を換言すると「著者らが検出しえなかった形態変化があるとしたら，それが第4相の成因であるかもしれない」ということである。実は，図3-12にはその形態変化が記録されている。ただちに凍結した標本の肺胞管腔には，2次隔壁が多数認められる（図3-12A矢印）のに対して，20分後の標本の肺胞管腔には，ほとんど認められなくなっており，肺胞管腔はなめらかな管壁で囲まれている。その周囲には多数の小さな円形の断面が連なっている。左側の標本にも認められるが，右側のほうが多い。これらは，肺胞口が閉鎖した肺胞の断面なのである。図3-12Aでは，肺胞口が閉鎖していない肺胞が少数残っており，それらの2次隔壁が肺胞管腔に突き出ているが，20分後

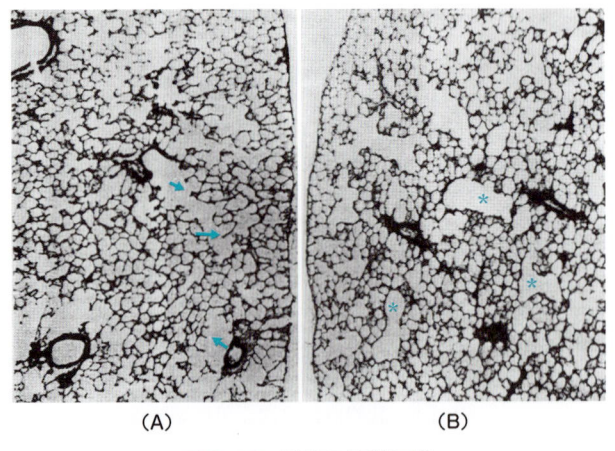

図3-12 肺胞口閉鎖画像

(Young SL, Tierney DF, Clements JA. Mechanism of compliance change in excised rat lungs at low transpulmonary pressure. J Appl Physiol 1970：29；780-5 より転載．青色部分は著者による加筆)

にはほとんどすべての肺胞口が閉鎖したことがわかる。コンプライアンスが半分以下に低下したのは、ぐらぐら動く2次隔壁が架橋されて1次隔壁壁のネットワークに組み込まれたために、構造が飛躍的に安定したためである。肺胞口の閉鎖は位相幾何学的な変化であって、肺胞壁の表面積も肺胞・肺胞管容積比も変化しない。そのために、通常の形態計測の手法では変化が検出できなかったのである。肺胞メカニクス研究の失われた40年である。

c．肺胞運動の仕組み

肺胞洗浄後の胸膜直下肺胞嚢の直接観察と肺実質の迅速凍結組織標本観察から、低肺気量位における肺胞構造は、全肺気量位における形状が相似的に縮小するのではないこと、肺胞口が巾着のように狭まっていくことで、全体の容積が変化することがわかった。どのような仕組みが働いているのだろうか。図3-13に、断面の模式図を示す。図3-13Aは肺胞管の全体、図3-13Bはその中の1個の肺胞を抜き出した図である。最大容積から最小容積に至る過程は以下のようである。

①2次隔壁の先端に位置する肺胞口の弾性線維が収縮すると、肺胞口の間隔が狭まる。

②2次隔壁の移動によって1次隔壁と2次隔壁が接合している部位も肺胞

最大容積 ⟶ 最小容積

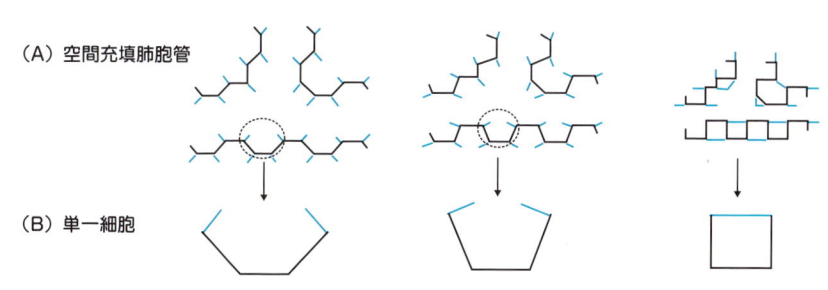

（A）空間充填肺胞管

（B）単一細胞

図3-13　最大容積から最小容積に至るまでの肺胞壁の移動変形過程

の中央に向かって移動する。
③1次隔壁のジグザグの角度が狭まって、全体の長さが短くなる。
④肺胞口が閉じると、ジグザグの角度が最小になり、これ以上動かなくなる。

お気づきだろうか。図3-13Bに抜き出した肺胞の口が閉じたとき、隣にあったはずの肺胞がなくなっている。正確には、なくなったのではなく、扁平になって肺胞として認識できなくなったのである。決してつぶれたわけではない。ここに肺胞の数にまつわるトリックの種がある。COLUMN⑨にまとめたので、お読みいただきたい。

以上の知見をもとに、著者が構築した肺胞系4次元モデルが図3-14（動画3-3）である[7]。単一肺胞の動き（3A）、肺胞管の動き（3B）、肺実質（3C）の動きがそれぞれ動画でご覧いただける。これらの4次元モデルを読者のPCで作成するための自作アプリケーションが付録DVDに収録されている（詳細は第6章）。

d. 折り紙で肺胞運動をシミュレート

コンピュータモデルではどうしてもリアリティを感じられないという読者は多いだろう。現実にはありえないことをコンピュータグラフィクス（CG）でごまかしているのではないか、という疑念を抱かれてもやむをえない。そこで、誰でも作成できて誰でも操作できる折り紙肺胞モデルを作成した（図3-15）[11]。コンピュータモデルでは、肺胞口はゴムひものように伸縮するが、折り紙モデルでは折り目の角度を変化させることによって伸縮するようになっている。それ以外はほぼ同じである。弾力線維の伸縮も分子レベルでみ

第3章　呼吸する肺胞：肺胞運動の総和が換気　41

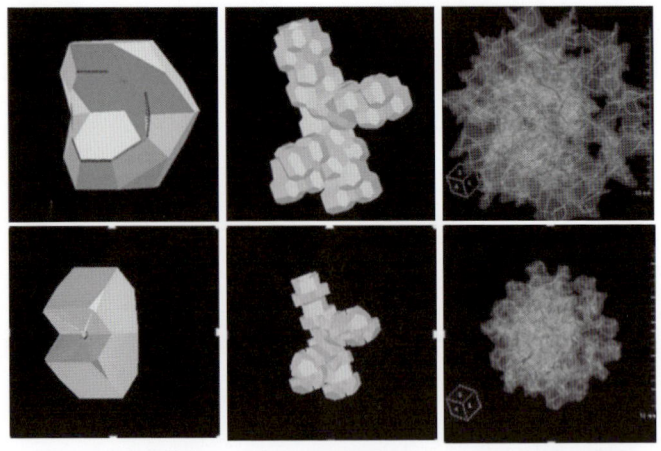

（A）単一肺胞の動き　　（B）肺胞管の動き　　（C）肺実質の動き

図3-14　肺胞系4次元モデル

折り紙肺胞管モデル

折り紙肺胞モデル

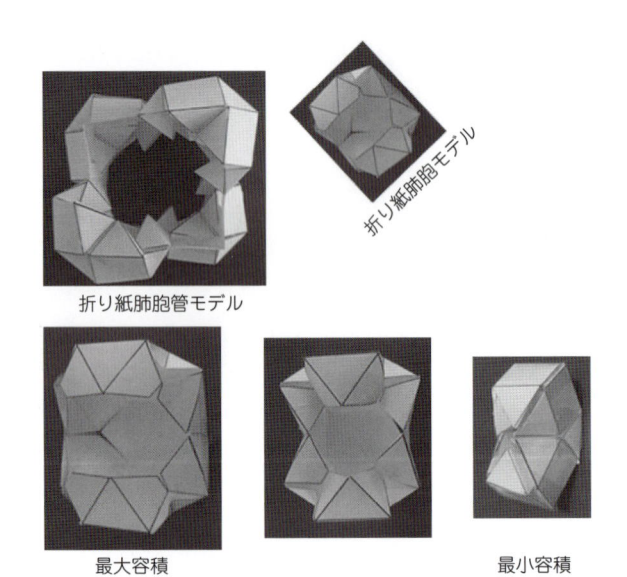

最大容積　　　　　　　　　　　　　最小容積

図3-15　折り紙肺胞モデル

                (A)   (B)

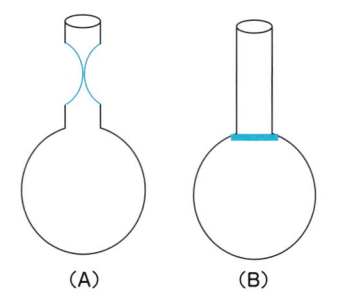

図3-16　チューブ・バルーンモデルの
　　　　 どこが閉じるのか？

ると原子間の結合角度の変化（folding）で説明されるので、折り紙によるモデリングはきわめて妥当である。作成方法に関する詳しい説明は第6章第3節に記した。

3 肺胞口が肺胞メカニクスの主役

a. クロージングボリューム、何がクローズするのか

　単一呼吸窒素洗出し検査は、現在の呼吸生理学の構築に大きな役割を果たしてきた。1967年、Millic-Emiliらのグループは、残気量位近くに呼気の窒素濃度が急に増加するのは（第4相）、荷重部の末梢気道が閉塞することによるという仮説を提案した[12]。一方、Hyattらのグループは気道の物理的な閉塞がなくとも、気流の停止があれば第4相が起こりうると主張した[13]。いくつかの実験で、気管内腔と肺胞腔の間に物理的な空間の遮断があることが証明され[14〜16]、第4相の成因は物理的な気道閉塞であるとするMillic-Emiliらの仮説が広く受け入れられるようになった。しかし、これらの実験[14〜16]のいずれも、遮断部位を特定したものではない。肺胞口の閉鎖であっても同じことが説明できる。そもそも、健常者の細気管支が深呼気のたびにつぶれるというのに、ヒトは50年以上も呼吸し続けることができるのだろうか。「管」という、本来常に開存しているべき構造が深呼気のたびに閉塞するのは、いかにも奇妙である。それに対して、「口」という、開閉することが前提とされる構造が閉じるのはきわめて自然である。推測であるが、当時の研究者はチューブバルーンモデルの、チューブの部分が閉塞する（図3-16A）の

第3章　呼吸する肺胞：肺胞運動の総和が換気　43

ではなく、肺胞への入口部が閉じる（図3-16B）のをイメージしたのではないだろうか。これだとまさしく肺胞口閉鎖である。しかし、現実にはこのような肺胞は存在しないので、チューブ、つまり細気管支が閉塞するイメージが定着してしまったのではないだろうか。窒素洗い出し曲線は、末梢気道閉塞を検知する臨床呼吸機能検査として実施されているが、その解釈は根本的に修正されなければならない。詳しくは呼吸機能検査の章（第5章）で述べる。

b. 肺胞虚脱の実態

図3-12Aのように、肺胞口が閉じると、肺実質は飛躍的な構造安定性を獲得する。ぐらぐら動く2次隔壁の自由縁が結合して、1次隔壁のネットワークに組み込まれるからである。液体状のゾルが固体状のゲルに変化する「ゾルゲル転移」と同じような現象である。そのため、怒責によって胸腔内圧が増加しても肺実質は挫滅を免れる。ただし、肺サーファクタントの存在下で、という条件付きである。肺サーファクタントのない状態では、肺胞は壁を覆う液膜の表面張力によってつぶれてしまう。肺胞虚脱である。急性呼吸窮迫症候群（acute respiratory distress syndrome：ARDS）における低酸素血症は肺胞虚脱がそのメカニズムとされており[17]、1回換気量をできるだけ小さくして肺胞虚脱を防ぐ人工呼吸法が、現時点では唯一効果の認められる治療法である[17]。それでは、肺胞虚脱の組織像はいかなるものだろうか。実に不思議なことに、著者の知る限り、肺胞虚脱の病理組織所見が実画像上に示されている教科書はない。

Hoggらは、1986年、肺胞の形状が外圧によってどのように変化するかをイヌ摘出肺の迅速凍結標本で観察した[18]。図3-17は摘出肺の胸膜面に分銅を置いて肺を圧迫し、そのまま迅速凍結した標本写真である（青枠は著者の加筆）。胸膜直下の肺実質は挫滅しているが、少し奥では肺胞管が開存していることを、論文著者は中央の黒矢印で示している。そのさらに奥の、著者が青枠で囲った部位に注目していただきたい。同じように肺胞管が開存しているが、その周囲には、黒矢印の部位には見られない、小さな円形構造が多数ある。閉鎖肺胞の集団である。黒矢印の部に、このような小円形構造が認められないのは、分銅の圧力に屈して閉鎖肺胞が虚脱したためである。よく見ると、開存肺胞管を取り囲むように、虚脱した肺胞壁が層状に重なっているのがわかる。層状構造が認識しがたいところは1枚の厚い壁のように見えることもわかる。肺胞管折り紙モデルだと、図3-18のように、肺胞の部分

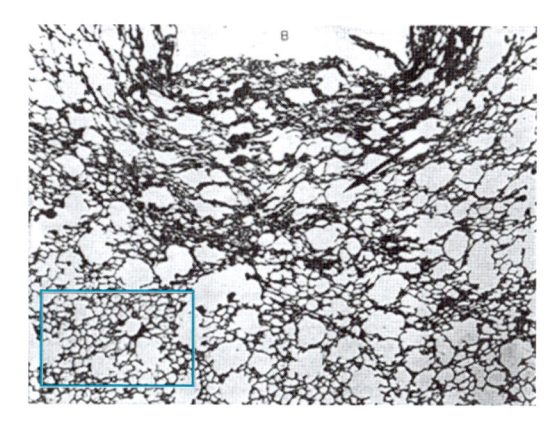

図3-17　外圧による肺実質組織像の変化

(Kitaoka H. A 4D model generator of the human lung. Forma 2011：26；19-24 より転載，青枠は著者による加筆)

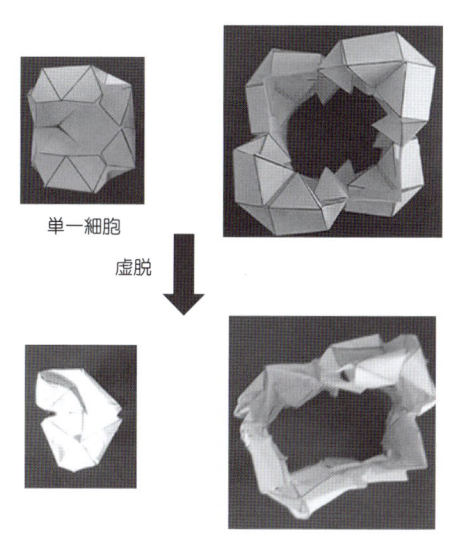

単一細胞

虚脱

図3-18　折り紙モデルの肺胞虚脱

第3章　呼吸する肺胞：肺胞運動の総和が換気　45

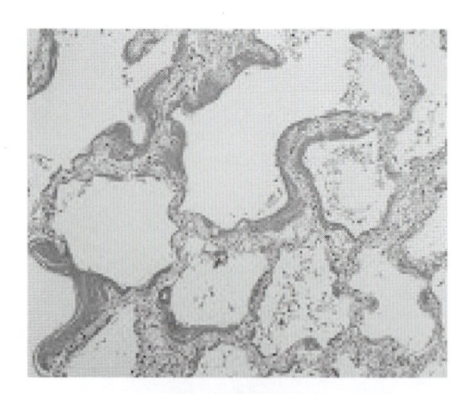

図3-19 びまん性肺胞傷害（DAD）の組織像（滲出期）

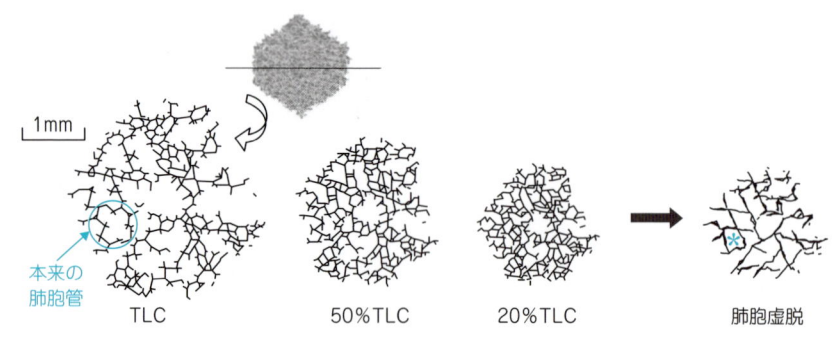

図3-20 4D肺実質モデルによる肺胞虚脱組織像シミュレーション

がつぶれて分厚い壁のようになる。これらの画像から、ARDSの病理学的変化であるびまん性肺胞傷害（diffuse alveoalar damage：DAD）の組織像（図3-19）を連想する病理医は多いだろう。DADの組織学的特徴は「肺胞壁の肥厚」だからである。

　肺の組織標本は通常、気道からホルマリンを圧入して切除肺を充分膨らませてから固定されるので、全肺気量位に近い状態の組織像を我々は見慣れている。全肺気量位から肺胞虚脱まで、肺実質の断面像が変化していく様子を、肺実質の4Dモデルでシミュレートしたものが、図3-20である[7]。容積が全肺気量位（TLC）の20％になり肺胞口が閉鎖した際の断面図が図3-17の青枠の部に相当し、肺胞虚脱した状態が黒矢印に相当する。図3-20青＊印で

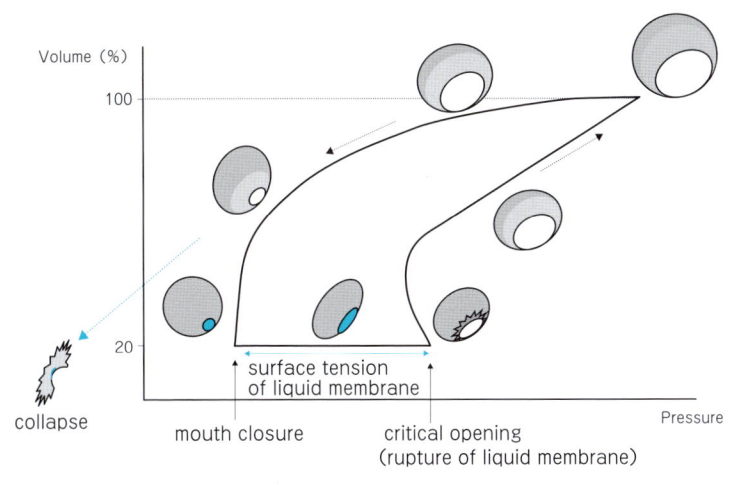

図3-21 単一肺胞の圧・量・形状曲線

示した部は虚脱した肺胞壁に囲まれた肺胞管腔である。そして、この肺胞管の全肺気量位における断面は、青丸で示した部である。シミュレーションであれば、容積の変化とそれに伴う断面積の変化を容易に認識できるが、実際の肺組織標本ではそれは不可能である。青印の部分のサイズを見慣れた全肺気量位の組織標本に対応させると、1個の肺胞のサイズに相当する。そのため、虚脱肺胞に囲まれた肺胞管は、肥厚した壁をもつ1個の肺胞と誤認されるのである。

新生児呼吸窮迫症候群（respiratory distress syndrome：RDS）の原因が肺サーファクタント欠乏による肺胞虚脱であることが明らかになったのは1959年であった[19]。にもかかわらず、急性間質性肺炎、ALI/ARDS、DAD、といったRDSに類似の病態において、肺胞虚脱の画像所見が見落とされてきた。ここにも失われた半世紀がある。

c. 肺胞の圧・容量・形状曲線

図3-21は上記の肺胞構造変化を加えた、単一肺胞の圧・量曲線である。吸気がはじまり気道内圧が上昇しても、肺胞口を覆う液膜（青色部分）の表面張力を越えないと、肺胞内に空気は流入しないので、容積は変わらない。気道内圧が液膜の表面張力を越えると（＝臨界開放圧）、液膜が破裂し、肺胞容積が急速に増加する（＝屈曲点）。肺胞口の開放によって一時的に気道

内圧が低下することもある（= negative compliance）。肺胞気量は肺内において一様ではなく、重力依存性であることはよく知られている[1,5]。したがって、図3-20は最荷重部に位置する肺胞の動態である。非荷重部の肺胞は、肺胞口閉鎖には至らず、高肺気量位で滑らかなループを描く。これらを足し合わせると、我々がよく知るヒト肺の圧容量曲線になる。ARDS治療の肺保護戦略が、肺胞虚脱を防ぐ戦略であることが、この図から理解できる。

【文　献】

1) Weibel ER. Geometry of alveoli and their relationship to alveolar ducts. Morpometry of the lung. New York：Academic；1963. p.56-61.
2) Mitzner W. Emphysema-A disease of small airways or lung parenchyma? N Eng J Med 2011：365；1637-9.
3) Langman J. Medical embryology. Baltimore：The Williams & Wilkins Company；1975.
4) Burri PH. Structural development of the human lung. Handbook of Physiology, the respiratory system. Lippincott-Raven；1991. p.8-21.
5) Kitaoka H, Burri PH, Weibel ER. Development of the human fetal airway tree：analysis of the numerical density of airway endtips. Anat Rec 1996：244；207-13.
6) Mercer R, Crapo JD. Spatial distribution of collagen and elastin fibers in the lungs. J Appl Physiol 1990：69；756-65.
7) Kitaoka H, Nieman GF, Fujino Y, et al. A 4-dimensional model of the alveolar structure. J Physiol Sci 2007：57；175-85.
8) Carney DE, Bredenberg CE, Schiller HJ, et al. The mechanism of lung volume change during mechanical ventilation. Am J Respir Crit Care Med 1999：160；1697-702.
9) Mercer R, Laco TJM, Crapo JD. Three-dimensional resonstruction of alveoli in the rat lung for pressure-volume relationships. J Appl Physiol. 1987：62；1480-87.
10) Young SL, Tierney DF, Clements JA. Mechanism of compliance change in excised rat lungs at low transpulmonary pressure. J Appl Physiol 1970：29；780-5.
11) Kitaoka H. A 4D model generator of the human lung. Forma 2011：26；19-24.
12) Dollfuss RE, Millic-Emili J, Batres DV. Regional ventilation of the lung studied with boluses of ^{133}Xenon. Respir Physiol 1967：2；234-46.
13) Hyatt RE, Okeson GC, Rodarte JR. Influence of expiratory flow limitation on the pattern of lung emptying in normal man. J Appl Physiol 1973：35；411-9.

14) Burger EJ, Macklem PT. Airway closure : demonstration by breathing 100% O$_2$ at low lung volume and by N$_2$ washout. J Appl Physiol 1968 ; 25 ; 139-48.
15) Engel LA, Grassino A, Anthonisen NR. Demonstration of airway closure in man. J Appl Physiol 1975 ; 38 ; 1117-25.
16) Hales CA, Gibbons R, Burnham C, et al. Determination of regional distribution of a bolus inhaled from residual volume. J Appl Physiol 1975 ; 41 ; 400-8.
17) 日本呼吸器学会ARDSガイドライン作成委員会編．ALI/ARDS診療のためのガイドライン．東京：秀潤社；2005．
18) Robertson CH, Hall DL, Hogg JC. A description of lung distortion due to localized pleural stress. J Appl Phsiol 1986 ; 34 ; 344-50.
19) Avery EM, Mead J. Surface properties in relation to atelectasis and hyaline membrane disease. Am J Dis Child 1959 ; 97 ; 517-23.
20) Smaldone GC, Mitzner W, Itoh H. Role of alveolar recruitment in lung inflation : influence on pressure-volume hysterisis. J Appl Physiol 1983 ; 55 ; 1321-32.

【DVD：動画】

3-1) 肺胞系の3次元コンピュータモデル
　　A：立方状肺胞管
　　B：単一肺胞
　　C：分岐肺胞管
　　D：肺実質
　　E：肺実質の肺胞管内視動画
3-2) 胸膜直下ラット肺胞の直接観察動画
　　A：多数の肺胞嚢が胸膜直下に並んでいる（4倍拡大）
　　B：大半が無気肺に陥った中に開存している肺胞管（4倍拡大）
　　C：(B)の20倍拡大
3-3) 肺胞系4次元モデル
　　A：単一肺胞の動き
　　B：肺胞管の動き
　　C：肺実質の動き

COLUMN ⑦ モデルとは

　「モデル」を辞書で引くと「①実物にまねて作ったもの、②問題とする事象を模倣し、類比・単純化したもの、③事象の構造を抽象して論理的に形式化したもの」とある。例えば、気管内の空気の流れを計算したいと思ったとしよう。まず、気管の形状を、数学的に扱える形式で表現する必要がある。最も簡単な方法は、気管を円柱で模倣することで、これは②の意味のモデルである。3次元CT画像から気管領域を抽出したものは、実物を模して計算機内に作られたものであるから、①の意味のモデルである。もっと頑張って、多数例の観察と隣接臓器との関係性から気管の湾曲を考察し、曲楕円柱の関数で表わすことに成功したならば、その場合は③の意味のモデルである。

　ただし、複雑なモデルが単純なモデルよりも優っているとは限らない。円柱モデルも数式で表わされる。モデル化の目的が空気の大まかな流れを理解することであれば、円柱モデルで充分である。しかし、肺胞構造を理解するためのチューブバルーンモデルは単純すぎる。アインシュタインは「モデルはできるだけ単純にせよ。だが限度というものはある。」と言ったという。

　我々は無意識に、さまざまなモデル化を行っている。例えば、気管支の直径を計測する場合を考えてみよう。直径という概念は、対象が円柱であることを暗黙裡に前提としている。もしも楕円柱であることが最初からわかっていたならば、「直径の計測」は意味をなさず、2つの径、すなわち、短径と長径を計測しなければならない。

　「気管支の断面積の計測」であれば、円柱であっても楕円柱であっても構わない。ただし、どんな断面でもよいわけではない。長軸が明確に定義できて、かつ、長軸に垂直な断面の面積が計測されなければならない。分岐部を含む断面では、断面積を定義できなくなる。自分がどのようなモデル化をしているか、そのモデル化が妥当であるかどうかを、常に意識する必要がある。

COLUMN ⑧ 肺胞管と肺胞の関係

　学術用語を正確に使うことは重要である。同じ言葉を使っていても指示する対象が異なれば、議論がかみ合わない。「肺胞管（alveolar duct）」と言った場合、肺胞を含んだ構造を指している人と、肺胞以外の部分を指している人がいる。形態形成過程をみれば、肺胞を含んだ構造を肺胞管と呼ぶほうが理に適っている。成体になると、すべての肺胞管壁が肺胞壁に置換されるので、肺胞管固有の壁はない。

　そもそも「管（duct）」とは、管壁と管腔の双方から成る構造を意味する（図3c-1 A）。両者を区別したいときに、それぞれ、「壁（wall）」と「腔（space）」という語をつける。肺胞管にも「壁」と「腔」がある。肺胞管壁は肺胞壁と同じである。肺胞管腔には、肺胞腔と肺胞腔でない部分がある（図3c-1 B）。肺胞腔でない部分を多くの人々が肺胞管腔と呼んでいるが、肺胞腔を含まないことを強調したい場合は「固有肺胞管腔」と呼ぶべきであろう。固有肺胞管腔を「肺胞管」と呼び、肺胞を含まない構造とみなす立場もありうるが、そうすると、「肺胞管」には壁がなく、管の定義から逸脱してしまう。本書では、「肺胞管」は肺胞を含んだ構造を指し、「肺胞管腔」は肺胞腔を含まない気腔を指すこととする。ご理解いただきたい。また、「肺胞嚢（alveolar sac）」は肺胞管の終端で、これも肺胞を含んだ構造である。

　日本では、肺胞管の同義語として「肺胞道」という語がしばしば用いられている。管に壁は必須であるが、通常、道に壁はない。したがって、固有肺胞管腔を「肺胞道」と呼ぶことは理に適っているが、肺胞道に相当する英語は著者の知る限りない。混乱の元になるので、「肺胞道」は使わないほうがよいと著者は思う。

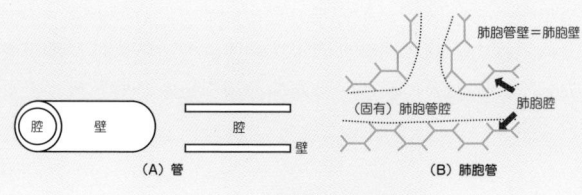

図3c-1　管の壁と腔の関係

COLUMN ⑨ 肺胞の個数について

　肺胞の数と大きさが呼吸中にどのように変化するかについて、これまで幾多の研究がなされてきたが、計測方法の違いや技術的限界から、報告者によって主張はまちまちである。そもそも、数を数えるためには、それぞれがそれぞれの境界面をもっている必要がある。細胞の場合は細胞膜で囲まれているので問題ない。しかし、肺胞は、隣の肺胞と隔壁を共有する構造で、かつ、肺胞口が開いているので、細胞膜のような固有の境界面をもっていない。2次隔壁の傾きが変わると、それを共有する2つの肺胞の一方では角度が減り、他方では同じ分だけ角度が増える。つまり、一方の肺胞口は狭まるが、他方は開いていく。そして、一方の肺胞口が閉じると、隣の肺胞の口は開ききって、肺胞としての容積は0になる。決してつぶれたわけではないが、肺胞として認めることのできる構造の数は半分になる。

　Smaldoneらは1983年、単分散エアロゾルの沈降現象を用いて健常肺の平均肺胞径を推定し、個々の肺胞の大きさはほとんど変わらないが、肺胞の個数が減ることで、肺の容積が減少するとした[20]。肺胞の個数が減るメカニズムとして肺胞虚脱が想定され、以来、健常肺でも肺胞のリクルート・デリクルートが起こると考えられるようになった。しかし、健常肺で肺胞の個数が減るメカニズムは、前述した2次隔壁の角度の変化で説明できる。虚脱のような痛々しい現象を想定する必要はない。

　著者にラット肺胞の動画像を提供してくれたNiemanは、1999年、胸膜直下のラット肺胞を観察して、残気量位でも肺胞のサイズは全肺気量位のときと比べて不変であることを見い出した。胸膜の表面積は残気量位で減少しているので、肺胞の個数が減っているはず、と結論し、残気量位では肺胞が飛び飛びに虚脱するという仮説を提案した[8]。しかし、彼の実験で肺胞のサイズが不変だったのは、胸膜表面にビデオカメラの鏡面を付着させるための吸引圧が肺胞を縮小させなかったためである。

第4章

換気力学、仕切り直し

1 さよなら電気回路モデル

　換気力学でも、図4-1のような、チューブバルーンモデルが教科書に登場する。チューブに抵抗があり、バルーンにコンプライアンスがある。抵抗とコンプライアンスによって圧力と流量が決まる、という考え方である。この考え方は、呼吸器系を電気回路に模して理解しようというものである。気流を電流に、胸腔内圧を電圧とみなすと、抵抗器に相当するのが気道で、コンデンサーに相当するのが肺実質である。抵抗器の電気抵抗に気道抵抗が、コンデンサーのキャパシタンスに肺のコンプライアンスが相当する。電気回路は人間が作ったもので、電気抵抗やキャパシタンスが一定値をとるように設計されている。電流が大きくても小さくても抵抗とキャパシタンスの値は同じなので、その時々の電流と電圧を知らなくても、抵抗値とキャパシタンス値だけがわかれば、回路の特性が理解できる。しかし、当然ながら、呼吸器系は人間が作ったものではなく、気道が固有の抵抗値をもつわけではない。実際、気道抵抗が気流量で変わるのはよく知られているが、この現象は電気回路モデルでは決して説明できない。気流は電流とは異なり、圧力と流量の比が一定でないからである。

　1960年代の換気力学は、流体力学に基づいて説明されていた。そして、

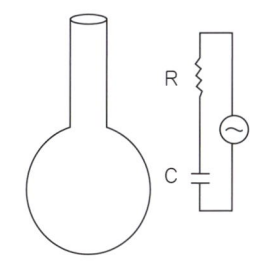

図4-1　チューブ・バルーンモデルに基づいた電気回路モデル

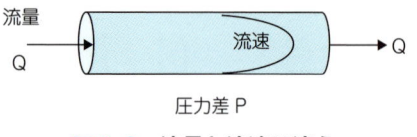

図4-2 流量と流速は違う

気道抵抗は大気道の対流加速度に影響されることが共通認識だった[1,2]。我々は、失われた半世紀以前に立ち戻らなければならない。

2　力学の基礎概念をきちんと理解しよう

　日本の呼吸器学会には呼吸器を専門とする生体工学者がほとんどいないため、物理学の基礎知識に関してきわめて初歩的な誤りが流布しており、混迷状態にある。電気回路モデルの妥当性を議論する以前の問題である。例えば、気流量と気流速度の混同である。また、「弾性抵抗」、「慣性抵抗」という語である。まず、「弾性抵抗」という学術用語は存在しない。「ウイルス性細菌」のように無意味な言葉である。力学の基礎知識がある者にはすぐに誤りだとわかるが、やっかいなのは「慣性抵抗」である。慣性抵抗は高速の流体に特有の抵抗であるが、呼吸器学会では全く異なる意味で用いられている。肺生理専門委員会に、修正を申し入れているところである。

　換気力学を理解するには、弾性、粘性、慣性といった力学の概念をきちんと理解しておかなければならない。しかし、それは決して難しいことではない。高校で物理学を履修していれば充分である。著者が機械工学科の大学院に在籍していた際に学習した教科書を数冊、挙げておく[3〜5]。

a. 流量と流速は違う

　流れの速さを表わす言葉に流量（flow rate）と流速（flow velocity）があるが、混同している教科書が多い。流量とは、単位時間あたりに流れる流体の体積であり、流速は、単位時間あたりに流体が移動する距離である。単位で表わすと、流量はL/s、流速はm/s、である（厳密にいうと、流速はm/sで表わす場合は、流量はm^3/sで表わさなければならない。$1\,m^3/s$は$1 \times 100^3\,cm^3/s = 1,000\,L/s$である）。

　円管を流れる気流の場合を考えてみよう（図4-2）。電流の場合は、電線

のどこでも電子の流れは同じだが、流体の場合は、部位によって流速が異なる。壁に接するところでは、壁面との摩擦力のために、流速はほとんど0である。そして、壁面の影響を受けない中央で流速が最大になる。管の断面を通過する空気の量は、さまざまな速度をもつ空気の動きの総和である。したがって、気流量を断面積で割れば、流速の平均値が求まる。例えば、管の内径が2cmだとすると、断面積は3.14 cm^{2}である。そこを毎秒1Lの空気が流れるとする。つまり、流量が1 L/sの気流である。1 Lは1,000 cm^{3}なので、平均流速は1,000 (cm^3/s)/3.14 (cm^2) = 約300 cm/s = 3 m/sとなる。

b. 弾性、粘性、慣性とは

換気力学の教科書に出てくる物理学用語に弾性、粘性、慣性がある。弾性と粘性は「弾みやすさ」、「粘っこさ」と日常語に翻訳できるが、慣性はピンとこない。加速度に関係する概念で、一番わかりにくいだろう。物体の動きには、どれだけ動くか（距離、m）、どれだけの速度（m/s）で動くか、どれだけの加速度（m/s^2）で動くか、という3つの特徴がある。おおざっぱにいうと、それぞれに働く力が、弾性力、粘性力、慣性力である。力と動いた距離の関係が弾性（elasticity）、力と速度の関係が粘性（viscosity）、力と加速度の関係が慣性（inertia）である。弾性はバネの伸び縮みのイメージで、時間は関係ない。粘性は水飴をかきまぜるときに感じる抵抗、慣性は車のアクセルを踏み込むと加速するイメージである。

肺の場合、呼吸運動で動くのは肺や胸郭などの生体組織と空気である。粘性と慣性は生体組織と空気の運動の双方に関係するが、弾性が問題となるのは組織だけである。呼吸中は必ず声門が開いており、肺内の空気は大気と交通しているので、空気の圧縮膨張は起こらない。

c. 弾性とは

物体に力を加えると変形するが、力を除くと元に戻る。この性質が弾性である（図4-3）。力が大きすぎると変形したまま元に戻らなくなる。これを塑性変形という。元に戻る範囲の上限を弾性限界といい、この範囲での、力と変形の比が弾性率（elastic module）である。図4-3の直線部分の傾きの逆数である。弾性が大きいほど跳ね返す力が大きく、あまり変形しない。バネの場合は、変形は移動距離で測られる。呼吸器系では肺気量の変化量（ΔV）で測られる。ただし、対象とする物体の体積が大きいと変化量が大きくなるので、単位体積あたりの変化量（ΔV/V）で測られる。力と変化量の比を体

第4章　換気力学、仕切り直し　55

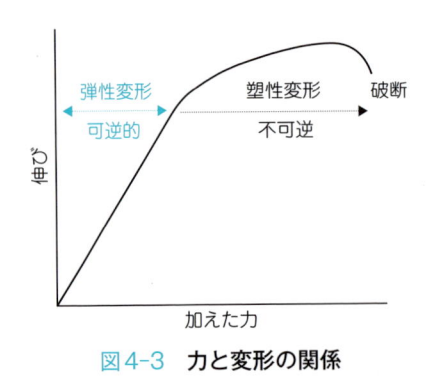

図4-3　力と変形の関係

図4-4　摘出肺の圧・量曲線

積弾性率と呼ぶ。

体積弾性率の逆数がspecific compliance（特異コンプライアンス）である。通常の肺コンプライアンスは、特異コンプライアンスに機能的残気量を掛けた値である。実際の摘出肺の圧容量曲線は図4-4のように、直線ではなくループを描く。肺組織が完全な弾性体ではないためで、肺組織の粘性や肺胞壁を覆っている液膜の表面張力の影響によって、ループを描く。ループ上の2点を結ぶ直線の傾きがコンプライアンスであるが、2点をどこに選ぶかによって傾きの値が大きく変化することがわかる。安静呼吸中（図4-4破線）はループの幅が小さくなり、直線に近くなるが、完全な直線ではない。肺気量位や換気量によって計測値が影響されるのは、このためである。

d. 肺の弾性と肺疾患

我々が日常会話で「弾力がある」というのは、必ずしも弾性率が高いことを意味しない。より大きく変形する弾性体をより「弾力がある」と表現しがちであるが、弾性率はこちらのほうが小さい。例えば、肺線維症の肺は膠原線維が増加して弾性率は増加しているが、我々はそれを「弾力性が増した」とは表現せず、「肺が硬くなった」と表現する。なぜだろうか。肺線維症の肺の力-変形曲線は図4-5の青線のようになる。肺を広げる力は吸息筋の筋力であり、吸息筋の力が肺の弾性復元力に打ち勝つことが要求されるが、特殊な訓練をしない限り、筋力は一定である。肺の弾性率が高いと最大限吸気努力をしても少ししか体積が増加しない。そのため、肺活量が減少する。その状態を我々は、肺が硬くなったと表現するのである。

一方、肺気腫の肺は肺胞壁の弾力線維が変性して弾性率が低下する（図

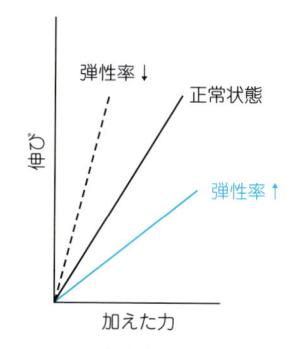

図4-5 弾性率と変形の関係

4-5破線)。肺線維症とは逆に少しの力で容易に容積が増加する。弾性率が小さいほうが換気には有利なように思える。確かに吸息は楽である。しかし、肺の弾性復元力の低下によって、呼息の際に困ったことが起こるのである。これについては、本章第4節で説明する。

e. 粘性とは

物体が動くときに周囲と摩擦があると、その分だけ速度が落ちる。自転車のブレーキのように固体と固体の場合は、摩擦が生じるのは接触面だけであるが、流体のように変形する物体だと、物体内部でも摩擦が生じ、動きを妨げる原因になる。生体組織は流体ではないが、変形しながら移動するので、粘性と弾性を併せもつ物質（粘弾性物質）として扱われる。したがって、呼吸運動の際には、生体組織と空気の2つの粘性力がある。

粘性は力と物体の移動速度の比で表わされる。一方、抵抗も力と速度の比である。そのため、電気回路モデルに基づいた教科書では、呼吸抵抗イコール粘性抵抗（空気と組織の粘性抵抗の和）、とされており、多くの呼吸器科医がそう信じている。しかしこれは明白な誤りである。呼吸抵抗の主体は空気の慣性抵抗であるが、電気回路モデルには含まれないため、呼吸抵抗＝粘性抵抗とみなされているのである。ここに現在の換気力学の陥穽がある。第5章第1節で詳しく説明する。

f. 慣性とは

物体は、外力を受けない限り、同じ速度を保ち続けようとする。この性質を慣性という。「惰性」ともいう。高校の物理で登場する $F = ma$ という式

第4章　換気力学、仕切り直し　57

（ニュートンの運動方程式）で説明しよう。この式の意味は、質量ｍの物体を加速度 a で動かすには、ｍ a という大きさの力が必要だ、ということである。加速度が0であれば、物体は同じ速度で動き続けるか、静止し続ける。力が同じであれば、重いものほど加速度は小さい。つまり、同じ状態を保ち続けようとする、ということである。「重い」という性質が「慣性」の指標なので、ｍは「慣性質量」と呼ばれている。

　呼吸中に加速度をもって運動するのは、呼吸器系の組織と空気である。組織の総質量は大きいが、安静呼吸中の組織の移動速度はたかだか1 cm/sである。したがって、組織の加速度はきわめて小さく、呼吸中の組織の慣性力は無視できる。一方、空気の密度は生体組織の約1/1000と小さいが、気管内の空気の流速は安静時でも数m/sである。後述するように、流体の慣性力は流速のほぼ2乗に比例する。気流の慣性力こそ、換気力学の主役なのである。

3　流体力学の基礎知識

a. 流体の加速度は2種類ある

　加速度とは、単位時間あたりの速度の変化のことである。固体の場合、加速度は1種類だけである。しかし、流体は変形しながら移動するので、部位によって速度が異なる。したがって、加速度には2種類ある。単位時間あたりの速度の変化と、空間的な速度の変化である。流体力学では前者を局所加速度（local acceleration）、後者を対流加速度（convective acceleration）といい[1]、両者の和が気流の加速度である（数学的な詳細は、COLUMN⑩をご覧いただきたい）。

　換気力学で問題にする気流は円管流なので、円管流の気流の加速度について考えてみよう。単位時間あたりの流量の変化は体積加速度といい、局所加速度に相当する。単位はL/s^{2}である。円管流の対流加速度は、おおよそ、流量の2乗に比例し、管径の5乗に反比例する。流量が常に一定であれば、体積加速度は0になる。しかし、対流加速度は、流量が一定であっても0にはならない。流量が多ければ多いほど、管が細いほど、対流加速度は大きくなる。

　図4-6のような先すぼまりの管の中を、一定の流量が流れている場合を考えてみよう。管の中央を流れる気流の流速は、断面積が小さくなるにつれて

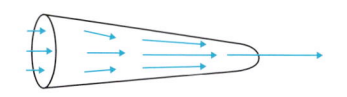

図4-6　先すぼまりの管を流れる気流

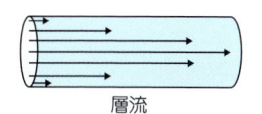

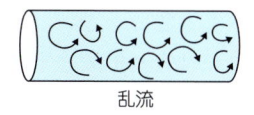

図4-7　層流と乱流

大きくなっていく。つまり、流れの方向に向かって加速されている。これが対流加速度である。流量は一定であるから、通常の意味の加速度、つまり、体積加速度は0であるが、流体の場合は流れの場に大きな加速度が存在しているのである。逆方向に流れる場合は流れの方向に向かって減速されるので、加速度はマイナスになる。気道樹は、分岐が進むにつれて総断面積が増加する。総流量はどの分岐レベルでも同じなので、分岐が進むにつれて、個々の枝を流れる気流の速度は小さくなり、対流加速度も小さくなる。つまり、気管、主気管支で最も対流加速度が大きくなる。この対流加速度こそが、気流の慣性力の主役である。

b. 粘性力と慣性力、層流と乱流

　気流を生み出す力には、慣性力の他に流体の粘性に起因する粘性力がある。粘性力は流れがゆっくりのときに優勢となり、慣性力は流れが速いときに優勢になる。前者を層流、後者を乱流という（図4-7）。層流になるか乱流になるかは、レイノルズ数（Re）という値で決まる。レイノルズ数は、流れの慣性力と粘性力の比を示し、Re＜2,300以下だと層流が保たれるが、それ以上だと乱流になるとされている。2,300を臨界レイノルズ数という。

　円管流れの場合、平均流速をU、管の直径をd、流体の密度をρ、流体の粘性係数をμとすると、

　　　慣性力＝質量×加速度＝密度×体積×加速度≒$\rho d^3 U^2/d = \rho d^2 U^2$
　　　粘性力＝面積×粘性係数×（速度／管径）≒$d^2 \mu (U/d) = \mu U d$

したがって、レイノルズ数は、

　　　Re＝慣性力／粘性力＝$\rho d^2 U^2 / \mu U d = \rho d U / \mu$

となる。ただし、単位はKMS系を用いる（質量：kg、長さ：m、時間：s、圧力：Pa）。20℃の空気の密度は0.0012 g/cm^3 = 1.2 kg/m^3、空気の粘性は1.8×10^{-5}Pa・sである。例えば、管径2 cmで、流量が1 L/sのとき、平均流速は約3 m/sである。これらの数値から気管の気流のRe数を求めてみると、

$$Re = 1.2 \times 0.02 \times 3 / (1.8 \times 10^{-5}) = 4,000$$

となる。立派な乱流である。

層流の間は、粘性力と慣性力の双方が流れをつくるが、乱流になると、粘性力の影響はほとんどなくなり、流れの大勢は慣性力で決定される。第1章で示したベルヌイ効果による気管虚脱は、乱流の慣性力が引き起こす現象である。乱流では、圧力をPとすると、エネルギー保存則より以下の式が成り立つ。

$$U^2/2 + P/\rho = 一定$$

第1項は流体の運動エネルギー、第2項は圧力エネルギーである。この式より、流速が高くなればなるほど圧力が低下することがわかる。

c. 粘性抵抗と慣性抵抗

呼吸生理の教科書には、気道の圧力（P）と気流量（Q）を表わす以下の式が書かれている[1]（換気力学では、気流量を$\dot{V}$と記載するのが慣例であるが、表記しにくいので、本稿では流体力学の慣例に倣い、Qを用いる）。

$$P = K_1Q + K_2Q^2 （K_1、K_2は定数）\cdots\cdots(1)$$

右辺第1項が粘性力で、右辺第2項が慣性力である。数理解説に記したように、円管流の対流加速度は、流量の2乗にほぼ比例するので、式(1)のように書ける。定数K_1、K_2にはそれぞれ管径の−4乗と−5乗が含まれている。気管径の変化の影響は粘性力よりも慣性力のほうが大きい。

上式の両辺を気流量で割ると気道抵抗Rが算出される。

$$R = P/Q = K_1 + K_2Q （K_1、K_2は定数）\cdots\cdots(2)$$

右辺第1項が粘性抵抗、第2項が慣性抵抗である。この式から、気流量が増えると、気道抵抗が増加することがすぐにわかる。なお、従来の電気回路モデルでは、気道抵抗は粘性抵抗だけなので、気道抵抗の気流量依存性が説明できない。

また、式(2)より、気道抵抗の変化が流量の大きい大気道に由来することもわかる。例えば、気流量が1 L/sから2 L/sになったとしよう。式(2)より、気管における抵抗は$K_2(2-1) = K_2$だけ増える。ほぼ2倍である。一方、小葉気管支レベルでは、個々の気管支の流量は約1/3000になるので、K_2(2/3000

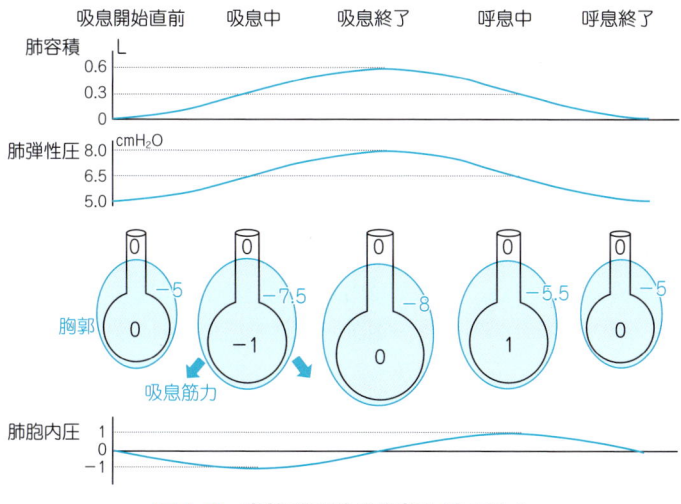

図4-8 安静呼吸時の胸郭と肺の動き

−1/3000）＝ K_2/3000だけ増えることになる。気管における増加分に比べると無視できる変化である。流量が同じであれば、断面積の減少は、流速を増加させる。慣性抵抗は、厳密には、流量ではなく流速で決定されるので、同じ断面積の減少率であっても、小葉枝レベルの変化は気管の1/3000しか影響しない。末梢気道はやはり、サイレントゾーンなのである。

4 呼吸中に働く力

呼吸運動とは、呼吸筋が収縮することによって、呼吸器系の組織と空気が動くことである。呼吸筋が提供する力が前述した3つの力、弾性力、粘性力と慣性力に転換され、相互に作用することで、換気が営まれる。

a. 安静呼吸時

最初に、安静呼吸時に働く力を考えてみる（図4-8）。図中の数字は肺胞内圧（黒色）と胸腔内圧（青色）のおおよその値である（これらの値は文献6を参考にした）。

①吸息開始直前、気流がない状態では肺胞は大気と交通しているので、肺胞内圧は0（＝大気圧）。安静呼気位（＝機能的残気量位）の肺実質は、

開胸して大気にさらされている状態よりも膨張している。これは、陰圧の胸腔内圧によって拡張しているため、肺の弾性圧はプラスになっている（この図では胸腔内圧と同じく5 cmH$_2$O。ただし、正負は逆）。
②吸息筋が収縮すると胸郭が外向きに牽引され、胸腔内圧が低下する。肺胞内圧がマイナスになり、内向きの気流が生じて、肺の容積が増加する。
③肺容積が増加するにつれ、弾性圧が増加し、吸息筋が提供する外向きの力を打ち消す方向に働く。肺胞内圧が0になると、気流が止まる。
④吸息筋が弛緩すると、胸郭を外向きに牽引する力がなくなるので肺胞内圧はプラスになり、外向きの気流が生じて、肺容積が減少する。
⑤肺容積が減少するにつれ弾性圧が減少し、元に戻ると、呼気流が停止し、肺胞内圧が0になる。

図4-8を見てわかるように、容積の変化と弾性圧の変化は吸気と呼気で対称的であるが、肺胞内圧はそうではない。空気を肺から排出するためには肺胞内圧がプラスにならなければならない。弾性力が組織に蓄えられるのに対して、気流の駆動力は失われてしまうからである。安静呼気位からさらに呼息するときは、一旦、0に戻った肺胞内圧をプラスにするために呼息筋を収縮させて、胸郭を内向きに動かす。すると、胸腔内圧が陽圧となり、呼気流が生じて肺の容積が減少する。肺容積が最小になったところが残気量位で、気流が停止する。

以上は健常者の安静呼吸であるが、肺気腫の場合は弾性復元力の低下を補うために、安静時であっても呼息筋を使って努力呼気を行う。空気と生体組織を元に戻すための駆出圧が得られないからである。努力呼気をするので胸腔内が陽圧になると、気腫化肺が縦隔内気道を圧迫する。最大努力呼気に比べると気流量が小さいので、虚脱には至らないが、膜様部が内側に反転して気道の断面積を減少させる。これが、肺気腫で呼気時に気道抵抗が著増するメカニズムである。

b. 努力呼気時

努力呼気とは呼息筋を動員して気流量を大きくする呼息のことである。声門が開放されている限り、肺内の空気の密度は大気と同じで、空気自体の膨張圧縮は起こらない。つまり、気流量は単位時間あたりの肺容積の変化量と等しい。したがって、気流の駆動圧は、容積変化に由来する弾性圧を越えることはない。呼吸の際には、胸壁と肺組織の移動にもエネルギーが必要である。呼息筋を使わない場合は、肺の弾性圧の一部がそちらに消費されるので、

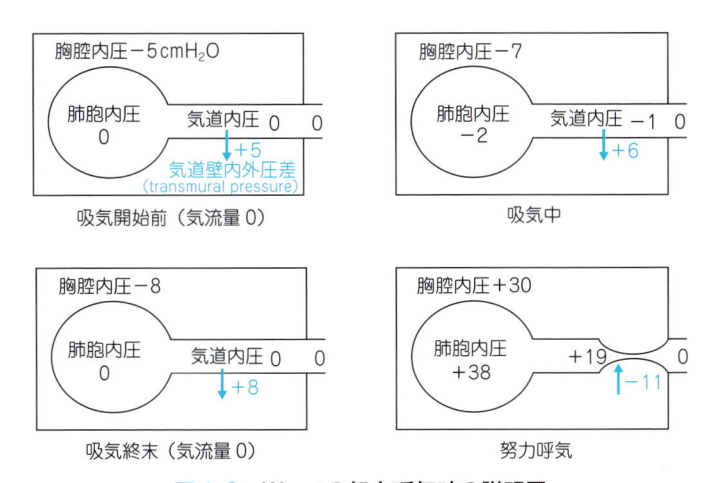

図4-9 Westの努力呼気時の説明図

(West JB. Respiration Physiology-The Essentials. 5th ed. Williams & Wilkins；Batimore：1995 より引用)

気流の駆動圧は肺の弾性圧を下回る。呼息筋によって、組織の移動に要する力が供給されれば、つまり、呼気努力をすれば、気流の駆動圧は弾性圧と等しくなり、気流量が最大になる。それ以上呼息筋が収縮してもその力は胸壁の弾性力として蓄えられ、気流量の増加には寄与しない。それゆえ、正常者のフローボリューム曲線は、どのタイミングで呼気努力をしようとも、最大努力呼気曲線の外側に突き抜けることはない。

c. 努力呼気に関する従来の説明は誤り

図4-9はWestの教科書[6]に出てくる健常者の努力呼気の説明図である。「努力呼気時には胸腔内圧によって気道が動的圧迫（dynamic compression）を受け、気流制限（airflow limitation）が起こるので、いくら呼気努力をしても最大努力呼気曲線の外側に突き抜けることはない」ということを説明するものである。この考えはMeadのEqual Pressure Point仮説に基づいたもので、一部で批判が出ているものの、現在でも多くの教科書に転載されている。この説明には明白な誤りが2つある。Westは努力呼気時に肺胞内圧が著増するとしているが、これは声門閉鎖によって肺胞内の空気が圧縮されている状態と混同したためで、通常の努力呼気の際には決して起こらない。努力呼気終末時のことを考えてみよう。胸腔内圧は依然陽圧のままであるが、肺胞からの空気の流出は停止するので肺胞内圧は大気と同じ0である。胸腔

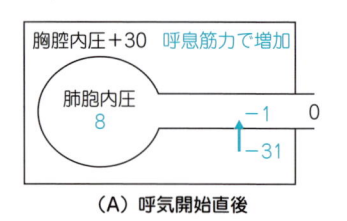

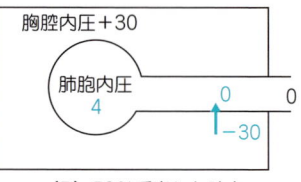

```
胸腔内圧＋30  呼息筋力で増加          胸腔内圧＋30
   肺胞内圧                              肺胞内圧
      8         −1    0                    4        0    0
               ↑−31                               ↑−30

   (A) 呼気開始直後                     (B) 50％呼出した時点
```

図4-10　正しい説明図

内圧と肺胞内圧には大きな圧差があるが、肺組織の支持力が対抗して、肺胞がつぶれるのを防いでいるのである。もうひとつの間違いは、壁内外圧差（transmural pressure）がいかに大きくても、気道が変形するとは限らないことである。正常状態では、壁自身の支持力によって同じ形状を保つことができる。努力呼気時は正しくは図4-10Aである。吸息筋が働いている間は、肺胞を縮める方向に働く肺の弾性圧と肺胞を広げる方向に働く吸息筋の力が釣り合って肺胞内圧が0に保たれているが、吸息筋が弛緩すると、肺胞を広げる方向に働く力がなくなるので、弾性圧が肺胞内圧となる。そして、肺の弾性圧が気流の駆出圧となる。この場合、ベルヌイ効果によって気管の内圧はマイナスになり、壁内外圧差は胸腔内圧よりも大きくなるが、健常者では気道虚脱は起こらない。

次に、50％の空気が排出された状態を考えてみよう（図4-10B）。肺の弾性圧は肺気量に比例するので、50％になる。駆動圧が50％になるので、気道抵抗が一定であれば、流量は呼息開始直後の50％になる。これが、健常者のフローボリューム曲線の下降脚が直線になることの理由である。「動的圧迫」や「気流制限」は不要であるし、実際起こっていない（数学的な詳細は第5章第2節で説明する）。

d. 声門を閉じてから努力呼気をする場合

我々は咳をするときは、必ずその前に声門を閉じる。声門を閉じると肺内は閉鎖空間になるので、胸腔内圧の変化に応じて、肺胞内の空気が圧縮される。気体の体積と圧力の関係はボイル・シャルルの法則として知られている。体積V_0、圧力P_0の気体が圧縮されて体積V_1、圧力P_1に変化したとすると、これらの値には、

$$P_0 V_0 = P_1 V_1$$

という関係が成立する。5Lの空気が入った密閉されたゴム風船があると

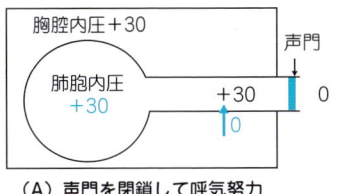

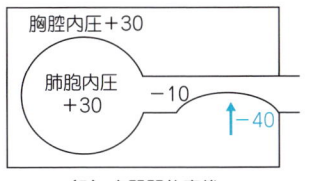

図4-11　声門を閉鎖して呼気努力をする場合

しよう。風船の容積を半分にするためには、外圧は倍にすればよい。とはいえ、大気圧（＝1,000 cmH₂O）を2倍にするには、1,000 cmH₂O加圧する必要がある。大気圧に30 cmH₂Oを加えると、ゴム風船の容積は、$V_1 = 5 \times (1000/1030) = 4.85$ Lに減少する。我々が息を止めて力むと胸郭の容積がわずかに（この場合、150 mL）減少する。そして、胸腔内圧と肺胞内圧が等しくなる（図4-11A）。このように声門を閉じて力むと、通常の努力呼気よりも大きな駆出圧を得ることができるので、気流の運動エネルギーを用いて痰や異物を排出することが可能になる。高速の気流のベルヌイ効果によって内圧が低下し、気管膜様部が適度に陥入すれば（図4-11B）、気流はより高速になり、さらに異物を排出しやすくなる。膜様部が膜様部であることはきわめて合目的的なのである。

【文　献】

1) Hyatt RE, Wilcox RE. Pressure flow relations of intrathoracic airways in man. J Clin Invest 1963：42；29-93.
2) Schroter RC, Sudlow MF. Flow patterns in models of the human bronchial airways. Resp Physiol 1969：7；341-55.
3) 杉山　弘, 新井隆景, 遠藤　剛. 坂田　勝編. 流体力学. 東京：森北出版；1995.
4) 佐野　理. 連続体力学. 東京：朝倉書店；1995.
5) 高木隆司. 形の数理. 東京：朝倉書店；1992.
6) West JB. Respiration Physiology-The Essentials. 5th ed. Williams & Wilkins；Batimore：1995.

COLUMN ⑩ 対流加速度とは

　流れには向きと大きさがある。つまり、ベクトルである。点P(x、y、z)の時刻tにおける速度ベクトルについて考えてみよう（図4c-1、簡便のためz成分は省略）。x軸方向の速度成分u、y軸方向の速度成分v、z軸方向の速度成分wに分けて考える。各々が、位置と時刻の4つの変数の関数u(x, y, z, t)、v(x, y, z, t)、w(x, y, z, t)である。時刻がtから$t+\Delta t$にかわると、点Pにいた流体粒子が、点Q(x+Δx、y+Δy、z+Δz)に移動したとする。点Qにおける速度は(u+Δu、v+Δv、w+Δw)であるとする。これら7個のΔにどのような関係があるだろうか。x軸方向の速度の変化Δuは、

$\Delta u = u(x+\Delta x, y+\Delta y, z+\Delta z, t+\Delta t) - u(x, y, z, t)$

　偏微分の考え方を用いると、上式は、

$\Delta u = (\partial u/\partial t) \cdot \Delta t + (\partial u/\partial x) \cdot \Delta x + (\partial u/\partial y) \cdot \Delta y + (\partial u/\partial z) \cdot \Delta z$

となる（∂は偏微分係数、偏微分についてはCOLUMN⑪を参照）。つまり、変数ごとの変化量を足し合わせることで近似する方法で、数学ではごく一般的な考え方である。ここで、時間Δtのあいだに流体粒子が移動した距離Δxはu・Δtと等しいので、

$\Delta u = (\partial u/\partial t) \cdot \Delta t + (\partial u/\partial x) \cdot u\Delta t + (\partial u/\partial y) \cdot v\Delta t + (\partial u/\partial z) \cdot w\Delta t$

と書ける。

　x軸方向の加速度a_xは、Δtが限りなく小さいときの$\Delta u/\Delta t$なので、

$a_x = \partial u/\partial t + u(\partial u/\partial x) + v(\partial u/\partial y) + w(\partial u/\partial z)$

となる。右辺第1項の$\partial u/\partial t$は、流速が時間的に変化することで生じる加速度（局所加速度）で、右辺第2、第3、第4項は、流速が場所的に変化するために生じる加速度（対流加速度）である。後者は、(u、v、w)というベクトルと、($\partial u/\partial x$、$\partial u/\partial y$、$\partial u/\partial z$)というベクトルの内積である。つまり、対流加速度とは、ある点における流速と流速の勾配ベクトルの内積である（COLUMN⑪に続く）。

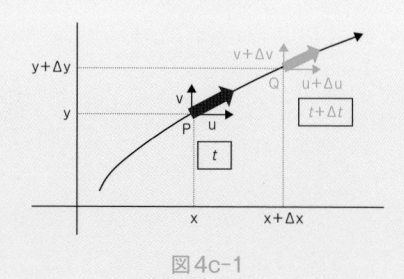

図4c-1

COLUMN ⑪ 勾配ベクトルとは

　COLUMN⑩で勾配ベクトルという耳慣れない言葉が出てきて面食らわれたことだろう。山岳のパノラマ図をイメージしてみよう（図4c-2）。日常用語では、勾配とは地面の傾きのことを意味する。しかし、パノラマ図を見てわかるように場所によって勾配の度合いが違う。尾根伝いは勾配が緩やかだが（図4c-2青矢印）、それに直交する方向では急である（図4c-2黒矢印）。もしもある場所で石ころを転がすと、石ころはどちらへ転がるか？ 最も勾配が急な方向である。これが「勾配ベクトル」である。ではどうしたら、石ころの転がる方向がわかるだろうか？

　ベクトルを表わす方法は、矢印で表わすだけでなく。成分ごとの値で表わすこともある。パノラマ図にx軸とy軸を設定して、位置をP(x、y)としよう。その地点の標高はh(x、y)とする。x軸に平行な方向の傾きを調べよう。Xの点から少しだけ（=Δx）離れた地点の標高はh(x+Δx、y)であるから、その傾きは〔h(x+Δx、y)－h(x、y)〕/Δxである。これがCOLUMN⑩で述べた偏微分の考え方である。偏微分とは、複数ある変数のうち、1個の変数に着目し（この場合、x）、他の変数（この場合、y）は変数ではなく定数であるとみなして微分する方法である。Δxを限りなく0に近づけたときの傾きの値が$\partial h/\partial x$であり、これが勾配ベクトルのx成分である。同様に、y成分は$\partial h/\partial y$と書ける。つまり、位置P(x、y)の勾配ベクトルは、($\partial h/\partial x$、$\partial h/\partial y$)である。これまでの説明は標高の場合であるが、標高でなくても、温度や画像の濃度値でも同様の考え方が適用でき、「温度勾配」や「濃度勾配」という。

　このようにベクトルで表わされる量の微分や積分をベクトル解析という。高校では学習しないが、流れの解析に必須のツールである。また、エッジ強調などの画像処理もベクトル解析の考え方に基づいている。

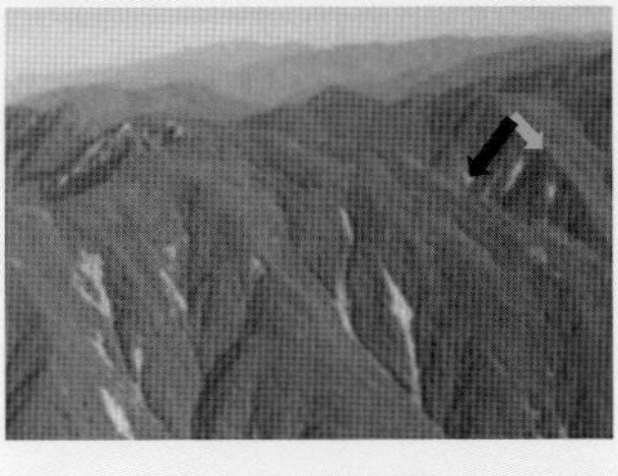

図4c-2　パノラマ図で見る山の勾配

第4章　換気力学、仕切り直し

COLUMN ⑫ 再び、対流加速度とは

　標高や温度、濃度といった量は、大きさだけで方向はない。このような量をスカラーといい、ただ1つの値で表わされる。一方、ベクトルはそれぞれの成分の値の組み合わせで表わされる。平面であれば2つで、空間であれば3つである。そただし、それぞれの成分の値はただ1つなので、それらはスカラーになる。COLUMN⑩で登場した流速の勾配ベクトルはそれぞれの速度成分（スカラー）に対する勾配である。

　COLUMN⑩の続きを説明しよう。全く変形しない物体であるならば、どこでも同じ速度なので、その勾配ベクトルの大きさは0である。大平原の勾配が0であるのと同じである。流れが乱れてくると勾配ベクトルが大きくなる。つまり、対流加速度が流れを支配するようになる。

　COLUMN⑩には「対流加速度とは、流速と流速の勾配ベクトルの内積」と書かれている。内積は高校の数学に登場するので覚えている方も多いだろう。線分Aと線分Bが角度θで交わっているとしよう（図4c-3）。それぞれの長さを|A|、|B|としよう。線分AとBは大きさと方向をもっているので、ベクトルである。この2つのベクトルの内積とはベクトルが作る平行四辺形の面積である。数式で表わすと、|A||B|cosθになる。AかBのどちらかが大きさ0であれば、内積も0である。

　したがって、全く変形しない物体の場合は、対流加速度が0になることがわかる。つまり、そのような物体は流体ではない。勾配ベクトルの大きさは元のベクトルの大きさに比例して変化する。したがって、対流加速度は速度の2乗にほぼ比例する。

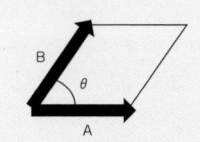

図4c-3　**ベクトルの内積**

COLUMN ⑬ ラグランジュ法とオイラー法

　COLUMN⑩で述べた考え方は、流れの様子を、位置（x、y、z）と時刻（t）の関数として表わすものでオイラー法と呼ばれる。高校の物理で習う物体の運動は時間の経過とともに物体がどう動くかを追跡するもの（ラグランジュ法）なので、オイラー法に違和感を抱く人は多いと思う。オイラー（Euler）、ラグランジュ（Lagrange）ともに、18世紀に活躍した物理学者である。

　物体の落下運動について復習してみよう。高さZ_0の位置にある物体は下向きに重力を受けるので、z軸方向の加速度は－gである。時刻t＝0のとき、物体の速度v＝0なので、速度v(t)は、v(t)＝－gtとなる。

　そして、時刻tの位置z(t)は、z(t)＝Z_0－(1/2)t^2となる。思い出していただけただろうか。厳密にいうと、これは真空中を物体が落下する場合にあてはまる。実際には物体のまわりの空気が物体によってかき乱され、物体に空気抵抗を与える。紙と鉄球を同時に落としても、落ち方がまるで違うのはそのためである。紙の動きを知るためには、物体の周囲に生じた気流の様子も調べなければならない。紙の上下で気流の様子はまるで違うし、中央と端でもまるで違う。結局、紙の周囲の領域について全部調べなければならなくなる。空間中のすべての点（x、y、z）で起こっていることを、すべての時刻（t）に対して記述するのがオイラー法である。空気が実際にどのように動くかを知るには、COLUMN⑩ 図4c-1にあるΔtをなるべく小さくして、小刻みに空気の位置と速度を算出していけばよい。このようにして得られた曲線を流跡線（path line）と呼ぶ。

　オイラー法はとてもややこしそうに見えるが、実は4DCT画像は、オイラー法を可視化したものである。4DCTデータは、空間中のX線吸収係数の分布をすべての時刻において算出したものである。画像中のある場所のX線吸収係数はその場所のボクセルのCT値でわかる。このように、空間中の位置を指定すれば、そこでの物理量が与えられるというような表現になっているものを「場（field）」という。物理量が速度であれば「速度場」、温度であれば「温度場」、画像の濃度値であれば「濃度場」である。肺内のある構造（例えば細気管支）が呼吸中にどのように動くのかを知るには、各フレームごとにその細気管支の位置を追跡していけばよい。

第5章 臨床呼吸機能検査の新たな解釈

　日常臨床で呼吸生理学を身近に感じるのは呼吸機能検査のときであろう。臨床呼吸機能検査のうち、最もポピュラーなのがスパイロメトリである。近年は、強制オシレーション法による呼吸抵抗計測が普及しつつある。スパイロメトリも1秒率も呼吸抵抗に関連した指標であるが、呼吸抵抗に関しては電気回路モデルに基づいた従来解釈のせいで大きな混乱があるので、各論の前に説明を加えておく。

1 呼吸抵抗とは

　一般に抵抗とは、動きを生み出す力と動きの速さの比である。呼吸抵抗は、1L/sの気流量を呼吸するのに必要な圧力である。圧力をどのように定義するかで、抵抗の意味が異なってくる。図5-1に呼吸抵抗の区分と抵抗の標準値を示した（文献1より転載）。

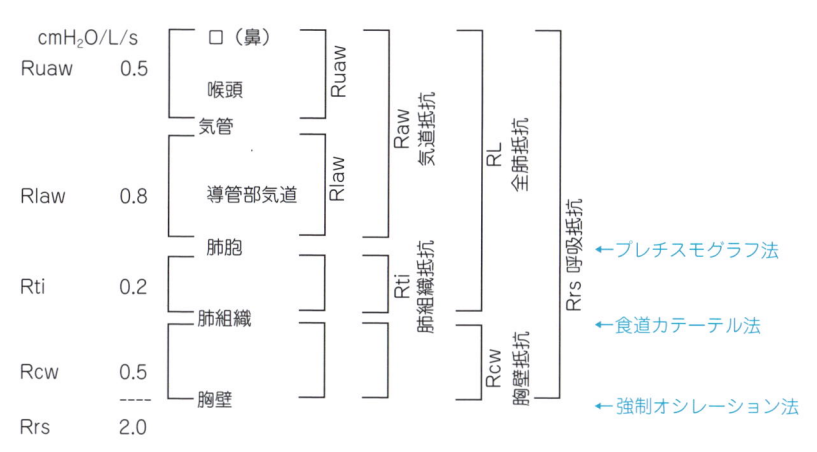

図5-1　抵抗（呼吸抵抗、肺抵抗、気道抵抗）の解剖学的対応

(Hughes JMB, Pride NB 編．福地義之助監訳．肺機能検査：呼吸生理から臨床応用まで．東京：メディカルサイエンスインターナショナル；2001より転載)

圧力を肺胞内圧とすると、「圧力/気流量」は、空気が気流路を移動する際に生じる抵抗である。呼吸細気管支よりも末梢の気流路では、断面積は著増し、気流速度は著減するので、その部の気流抵抗は実質0である。したがって、肺胞内圧/気流量は、解剖学的な気道を空気が通過する際の抵抗を意味する。すなわち、気道抵抗である。

　圧力を胸腔内圧とすると、空気と肺組織が胸腔内を移動する際に生じる抵抗、すなわち「肺抵抗」で、気道抵抗に肺組織抵抗が加わる。肺組織抵抗には胸膜の移動だけでなく肺内部の肺実質構造の運動も関与する。肺内の換気分布が均等であれば、肺実質の抵抗は小さいが、換気分布が不均等であると、肺実質同士の摩擦が生じ、組織抵抗が増加する。また、肺実質の構造が変化して、協調的な運動が妨げられる場合も増加する。

　呼吸器系全体の力と気流量の比が、全呼吸抵抗であるが、呼吸器系全体の力を測る方法はない。そのかわりに、小さな振動を胸郭に与え、振動によって生じた気流量変動と圧変動を計測することができれば、それを用いて全呼吸抵抗を推定することができる。これが強制オシレーション法（forced oscillation technique：FOT）である[2]。スイカを叩いて、その音響で内部構造を推定するのと同じ原理である。

　このように、呼吸抵抗は気道抵抗に呼吸器系の組織抵抗が加算されたものである。呼吸抵抗と気道抵抗は同じではないのだが、多くの人が「呼吸抵抗≒気道抵抗」とみなしている。それは、第4章の最初に掲げた図のような電気回路モデルでは、電線と気道が等価だからである。電線の中を電流が流れ、気道の中を気流が流れる。しかし、気道と電線の混同は、呼吸機能検査の解釈を著しく妨げることは前章で説明したとおりである。

　なお、本章でも、第4章と同様、気流量をQと表記する。

2　フローボリューム曲線を解剖する

a. 肺気量位と流量の関係を数式で表わす

　既存の教科書では、呼息中の肺気量位（V）、気流量（Q）、肺胞内圧（P）の関係は、チューブバルーンモデルを用いた微分方程式で説明されている（図5-2）。肺の弾性圧（P）は、弾性率（＝コンプライアンスCの逆数）と肺容積の積に等しい。また、そのときの抵抗をRとすると、

$$P = V/C \quad \quad (3)$$

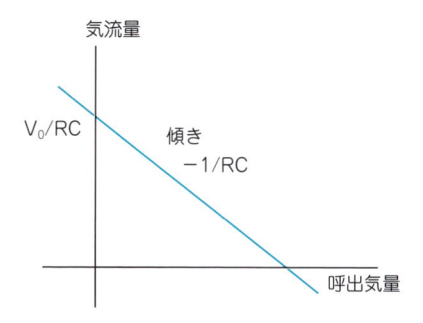

図5-2　健常者の呼出気量と流量は直線関係

$$P = RQ \quad \cdots\cdots (4)$$

そもそもQは肺気量位（＝体積）の時間微分である。符合を考慮すると、

$$Q = -dV/dt$$

上の3つの式からPとQを消去すると、

$$V/C = -RdV/dt \quad \cdots\cdots (5)$$

となる。実際の肺では、Rは時間とともに変化しうるが、ここでは仮に一定値とみなすと、肺気量位の時間変化を表わす関数V(t)が得られる。

$$V(t) = V_0 \cdot e^{-t/CR} \quad \cdots\cdots (6)$$

ここで、V_0は呼出開始直前、つまり$t=0$のときの肺容積である。V(t)はCRは時定数とする指数関数である（COLUMN⑭をご参照いただきたい）。上述したように、呼気流量は体積の時間微分なので、呼気流量の時間変化を表わす関数Q(t)は以下のようになる。

$$Q(t) = -V(t)/dt = -(-1/CR)V_0 \cdot e^{-t/CR} = (1/CR)V(t)$$

フローボリューム曲線の横軸は呼出した空気の体積なので、これを$V_{\exp}(t)$とすると、

$$V(t) = V_0 - V_{\exp}(t)$$

この関係を用いてQ(t)を書き直すと、

$$Q(t) = -(1/CR)V_{\exp}(t) + V_0/CR \quad \cdots\cdots (7)$$

この式は、呼出気量を横軸に、呼気流量を縦軸にプロットすると傾き$-1/CR$の直線になることを示している（図5-3）。フローボリューム曲線の下降脚が直線状であることと合致する。実際のフローボリューム曲線は立ち上がり部分がある。それは、胸壁と肺組織が動き出すときに発生する摩擦力のためである。

既存の呼吸生理学の教科書（例えば文献3、4）では、式(6)は安静呼気に

第5章　臨床呼吸機能検査の新たな解釈　73

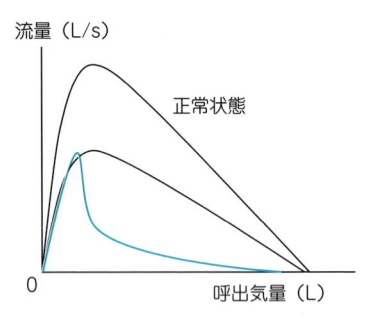

図5-3　フローボリューム曲線のいろいろなパターン

対して適用されている。安静換気中は気道抵抗は一定値とみて差し支えないからである。しかし、実際の安静呼気時のフローボリューム曲線の形状は直線的ではない。この解離の原因は、安静呼気時は気流の駆出圧は肺の弾性力よりも小さいので、式(3)が成立しないためである。式(7)は、安静呼気ではなく最大努力呼気のフローボリューム曲線の形状と合致している。それでは、正常者の気道抵抗が最大努力呼気中に一定であるという仮定は妥当なのだろうか。

　気道抵抗が肺気量位で異なることはよく知られている。肺気量が大きいと気道が拡張するので、抵抗が小さくなるのである。円管流れの抵抗は、流量が一定であれば、管径の4乗ないし5乗に反比例し、管の長さに比例する。管の容積は管径の3乗に比例するので、抵抗は概ね管の容積に反比例する。気道の容積は肺気量位にほぼ比例するので、結局のところ、流量が同じであれば、気道抵抗は肺気量にほぼ反比例する。第4章で、$R = K_1 + K_2Q$と述べた。最大努力呼気のような流量の大きな呼息の場合は、$K_2Q \gg K_1$なので、$R = K_2Q$である。ただし、これは気道の形状が変わらない場合である。気道の形状が肺気量位に応じて変わる場合、どうなるかを考えてみよう。実際の正常者のフローボリューム曲線を見ると、流量と肺気量位は直線関係、つまり、比例関係にある。したがって、抵抗は流量が一定であれば肺気量に反比例し、肺気量が一定であれば流量に比例することになる。最大努力呼気中は流量の変化と肺気量の変化が相殺されるので、気道抵抗はほぼ一定値をとることになる。結局のところ、式(4)のRは定数とみなすことができる。しかし、それは決して、Rが気流の粘性抵抗を表わすからではない。複数の要因が相殺して見かけ上、一定値をとっているのである。

　以上をまとめると、肺気量に従って気道容積が変化するということだけで、

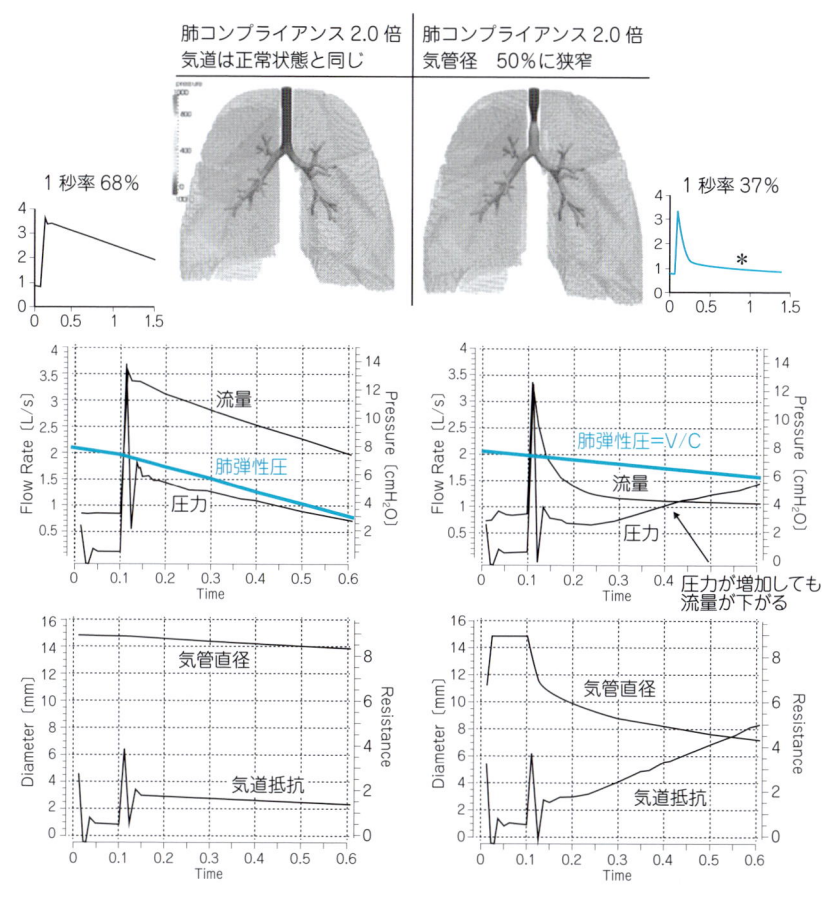

図5-4 **肺4Dモデルと計算流体力学による最大努力呼気曲線の再現（気管の動的狭窄）**

〔DVD：静止画像（カラー）参照〕

最大努力呼気曲線の下降脚が直線になることが流体力学的に説明できる。「気道の動的圧迫」や「気流制限」という概念を持ち出す必要はない。

b. 気管虚脱とフローボリューム曲線

閉塞性換気障害のフローボリューム曲線は、図5-4黒線のように気流量のピークが下がるだけでなく、青線のように下降脚が下に凸になるパターンが圧倒的に多い。式(7)のCR（コンプライアンスと気道抵抗の積）の値が大き

第5章　臨床呼吸機能検査の新たな解釈　75

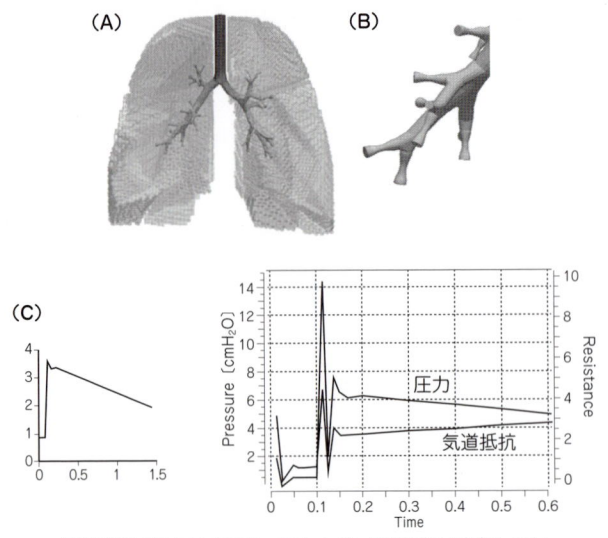

全亜区域枝50％狭窄（肺コンプライアンス2.0倍）

(A) (B)

(C)

気道抵抗は約1.5倍になっているが、FV曲線は変化しない

図5-5 肺4Dモデルと計算流体力学による最大努力呼気曲線の再現
（全亜区域枝の動的狭窄）

〔DVD：静止画像（カラー）参照〕

くなると青線のパターンになる。下降脚は直線のままである。青線のパターンは、第1章第1節で示したように、縦隔内気道の動的狭窄によって起こる。虚脱が呼息開始直後に起こると、気流量の急激な低下を来すのに対して、虚脱のタイミングが遅れると、鈍いピークをもつ、下に凸の緩やかな曲線になる。虚脱の程度が軽い場合も下に凸の緩やかな曲線になる。縦隔内気道が狭窄すると気道抵抗が増加するが、駆出圧は不変なので、気流量が減少する。そのため、下降脚は下に凸になる。気流量が急に低下した後の直線部分（図5-4＊の部分）の傾きは狭窄後の気道抵抗とコンプライアンスの積の逆数に等しい。

　どの程度の狭窄でどのようなフローボリューム曲線になるかを調べるには、肺の4Dモデルを用いた流体力学シミュレーションが有用である。図5-5（DVD：動画5-1A）は、肺4Dモデルを用いて最大努力呼気中の肺の動きをシミュレートし、その際のフローボリューム曲線を再現したものである[5]。肺コンプライアンスを正常の2倍とし、気道は正常の場合（図5-5A）と気管中央部の直径が呼息開始後0.6秒以内に50％に減少する場合（図

5-5B）をシミュレートしたものである（気管の変形は、簡単のため、同心円状とした）。正常の場合は、式(6)を適用したが、気管動的狭窄シミュレーションは、気流の駆動圧が肺弾性圧を越えないように、気流量（＝肺気量位の減少速度）と気管変形の組み合わせを試行錯誤的に得た結果である。1秒率はそれぞれ、68％、35％、と算出され、臨床的な知見に合致する値となった。全亜区域枝に対して同様の動的狭窄を与えた場合（図5-5C、動画5-1B、C）は、気流量の減少はわずかで、1秒率は65％とほとんど変化しなかった。

4D肺モデルを用いた呼吸機能シミュレーションは、フローボリューム曲線以外にも、強制オシレーション法と窒素洗い出し曲線も可能である。第6章に詳細を述べるので、計算流体力学に興味をお持ちの方は、お試しいただきたい。

c. 1秒率と気道抵抗、コンプライアンスの関係

1秒率と気道抵抗は、計測時の呼吸モードが異なるものの有意な相関がある。これらはどのような関係があるのか、数理的に考察してみる。

1秒量をx(L)、全呼出量をy(L)とすると、1秒率＝x/yと計算される。また、1秒間の平均気流量はx(L/s)である。最大努力呼気の際の肺胞内圧を仮にpとすると、呼息開始後1秒間の平均気道抵抗Rは、R＝p/xとなる。この式をyを用いて書き換えると、

$R = p/x = (p/y)・(y/x)$

ここで、p/yは、圧力/肺の体積変化であるから、コンプライアンスの逆数に等しい。コンプライアンスをCとすると、

$R = 1/(C×1秒率)$ となる。この式より、

1秒率＝$1/CR$ が導ける。

したがって、1秒率は気道抵抗にも、コンプライアンスにもほぼ反比例することがわかる。健常者の場合は努力呼気中の気道抵抗はほぼ一定なので、CRは努力呼気曲線の時定数とみなすことができる。つまり、1秒率は時定数の逆数である。しかし、肺気腫のように努力呼気中に気道が変形する場合は、安静呼息時の気道の形状と大きく異なるため、平均気道抵抗と実際の気道抵抗の解離が大きくなる。また、時定数という考え方もあてはまらない。1秒率にはコンプライアンスも反映されることも、1秒率と気道抵抗の相関を低くする原因と考えられる。

最大努力呼気検査は被験者が最大努力をする限りは、きわめて再現性の高

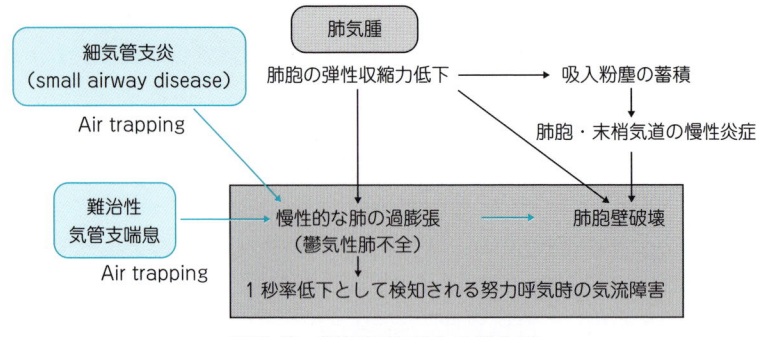

```
細気管支炎                  肺気腫
(small airway disease)     肺胞の弾性収縮力低下 ──→ 吸入粉塵の蓄積
     Air trapping                              ↓
                                        肺胞・末梢気道の慢性炎症
                                               ↓
難治性        慢性的な肺の過膨張  ──→    肺胞壁破壊
気管支喘息      （鬱気性肺不全）
  Air trapping  1秒率低下として検知される努力呼気時の気流障害
```

図5-6　鬱気性肺不全の概念図

い検査である。しかし、最大努力をするのには多少の練習が要求される。また、換気障害のある被験者にとってはとても苦しい検査である。安静時の換気の状態が必ずしも反映されないという欠点もある。スクリーニング検査には不向きな検査と言わざるをえない。

d. 閉塞性換気障害に関する新たな概念：鬱気性肺不全

　ここまでみてきたように、1秒率は気道の器質的閉塞の程度を評価する検査ではなく、縦隔内気道の動的変形を評価する検査であり、縦隔内気道の動的変形を起こす最も大きな原因は肺の過膨張である。肺過膨張とは肺に空気がたまりすぎて正常に機能しない状態であるので、著者はこれを「鬱気性肺不全」（図5-6）と命名した。鬱血性心不全が心筋の収縮力低下に起因するように、肺胞の収縮力低下が肺過膨張の主因である。エラスターゼ吸入などの実験的肺気腫のターゲットは肺胞口に密に分布する弾力線維である。肺気腫の特徴とされる肺胞壁の破壊は、肺胞の収縮力不足を補うために、肺胞壁が過伸展される結果である。一方、閉塞性細気管支炎や慢性化した気管支喘息で肺が過膨張になるのは、心筋は正常であっても弁膜症のように流出路に狭窄があると、心室が拡張して心不全に陥るのと同じである。肺胞に異常がなくとも過膨張の状態が長期間持続すると、過伸展された肺胞壁が徐々に断裂するので、終末期は肺気腫と類似の形態画像になる。それぞれの疾患の病因に対応した治療を行うには、鬱気性肺不全の状態になる前に診断することが重要である。

3 強制オシレーション法による呼吸インピーダンス計測

　強制オシレーション法は、安静呼吸中の呼吸動態を侵襲なく評価できるので、小児や重症者にも適用でき、その臨床的有用性は高い。しかし、従来の解釈は電気回路モデルに基づいた誤ったものであり、世界中で混乱している。日本では、「R20＝中枢抵抗、リアクタンス＝弾性抵抗＋慣性抵抗」といった、電気回路モデルの適否以前の、きわめて初歩的な誤りが流布しており、混乱に拍車をかけている[6]。強制オシレーション法が有効に活用されるためには、臨床家が正しい理解をもつことが不可欠である。これも高校の数学と物理の素養で充分可能である（COLUMN⑮⑯を参照いただきたい）。

a. インピーダンスとは

　呼吸器系全体に作用する力を測る方法はない。そのかわりに、小さな振動を胸郭に与え、振動によって生じた気流量変動と圧変動を計測することができれば、それを用いて全呼吸抵抗を推定することができる。これが強制オシレーション法の原理である。

　例えば、被験者が0.3 L/sの呼息を行っているときに、5 Hzの強制振動が与えられたとしよう。口腔に与えられた音波振動は、瞬時に（正確には音速＝340 m/sで）胸郭内に伝播する。すると、胸郭と肺実質の振動によって気腔体積が変化し空気の移動が起こる。つまり、被験者の呼息の気流に、強制振動によって生じた振動流が上乗せされ、口腔内の気流センサーで計測される（図5-7）。ここでは、パルス波ではなく連続的な振動が与えられている。振動によって生じた圧力変動も口腔内の圧力センサーで計測される。気流量

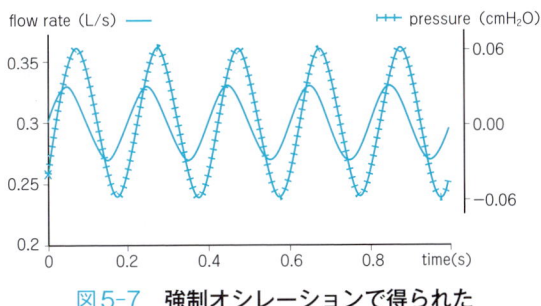

図5-7　強制オシレーションで得られた気流量変動と口腔内圧変動の例

変動と圧変動が同じように増減する場合は、両者の振幅の比を計算すれば、抵抗が求まる。しかし、実際には、図5-7のように、圧変動と気流量変動は同期しない。このような場合、時々刻々の値を割り算しても、プラスになったりマイナスになったり、極端に大きな値になったりして、意味がわからない。この割り算を、複素数を使って実行して得られた値が、インピーダンスである。複素数は、実数部と虚数部の2つの成分からなる。実数部がレジスタンス（resistance）（抵抗）で、虚数部はリアクタンス（reactance）と呼ばれる。なお、リアクタンスとインピーダンスの和訳語はなく、そのまま使われている。

b. 強制振動の周波数について

　口腔に入射する強制振動の周波数によって、算出されるインピーダンスの値は変わる。周波数が増えるに従い値が増える場合を「正の周波数依存」、減る場合を「負の周波数依存」、変化しない場合を「非依存」と呼ぶ。健常者の呼吸インピーダンスは、図5-8（文献2より転載）に示すように、抵抗（＝実数部）は周波数によらずほぼ一定で、リアクタンス（＝虚数部）が周波数によって変化する（グラフ中の文字は著者が加筆）。

　周波数とは、1秒間に振動が繰り返される回数のことで、単位はヘルツ（Hz）である。振動数も同義である。「周波数」が主に電気工学で使われるのに対して、「振動数」は物理現象に対して用いられる。呼吸器系に対する音波振動は電気現象ではないので、「振動数」を用いるほうが適切と考えられるが、本稿では慣例に倣い「周波数」を用いる。数式ではfで表わされる。

　振動現象を数値で表わす際に用いられる量として、周波数のほかに、「角速度」「周期」「波長」などがある。角速度とは、1秒間に回転する角度のことである。1周期は360°（＝2π）なので、角速度＝2π×周波数である。周期とは1周期するのにかかる時間のことで、1/周波数に等しい（例えば、5 Hzの振動の周期は0.2秒）。波長とは、1周期の間に振動が進む距離のことで、振動速度を振動数で除した値に等しい。空気中の音波の速度は340 m/sであるから、20 Hzの音波振動の波長は17 mである。

　日本では、「入力周波数が5 Hzだと振動が胸郭全域に達するが、20 Hzだと中枢気道までしか達しないので、5 Hzで計測された呼吸抵抗（R5）は全呼吸抵抗を、20 Hzで計測された呼吸抵抗（R20）は中枢抵抗を表わし、両者の差が末梢気道抵抗に相当する」という主張が浸透している[6]。しかし、この主張は物理学的に意味をなさず、賛同する欧米の研究者は皆無である。

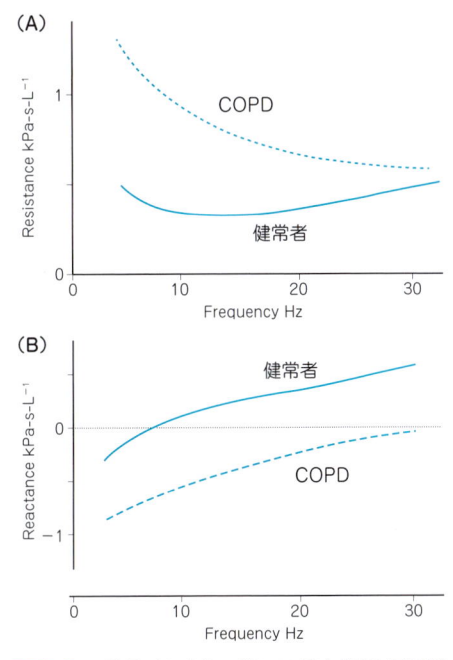

図5-8 呼吸インピーダンス値と振動周波数

(Oostveen E, MacLeod D, Lorino H, et al. The forced oscillation technique in clinical practice : methodology, recommendations and future developments. Eur Respir J 2003 ; 22 : 1026-41より転載. グラフ中の文字は著者による加筆)

　口腔から末梢気道までの距離は20 Hzの音波の波長のわずか1％で、減衰しようがない。超音波検査でみられる信号の減衰をイメージしている呼吸器科医が多いかもしれないが、超音波検査の周波数は数MHzである。その波長はせいぜい数100 μmなので（組織中の音速は空気中の数倍）、体表から数cmで減衰するのである。呼吸抵抗計測の場合は、5 Hzであれ、20 Hzであれ、口腔に入射された音波振動は瞬時に（正確には速度340 m/sで）胸郭全体に到達する。本当に20 Hzの振動が胸壁まで達しないならば、聴診器で気管呼吸音は全く聴取されないはずである。また、20 Hzで胸壁に達しないならば、5 Hzで胸壁に達する保証もなく、臨床検査として成立しない。日本呼吸器学会の肺生理委員会および保険委員会に修正を申し入れているところである。

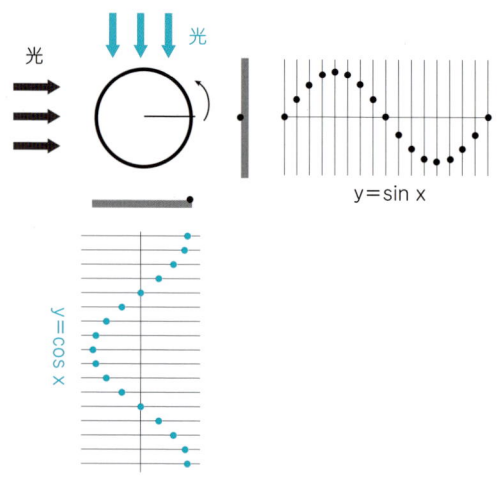

図5-9　サイン関数は円運動の影

c. 複素数は便利なツール

　複素数という語を見た途端に、読む気が失せる臨床家がほとんどかもしれない。確かに、日常生活で複素数にお目にかかる機会はない。しかし、よく考えてみれば、例えば1.23といった実数も概念的なものであって、実体はない。実数なんかなくても実生活に問題はないだろうか。とんでもないことである。1、2、3、……という自然数だけだと割り算が思うようにできない。実数という概念のおかげで、我々は割り算の計算を電卓で難なくできる。それと同じように、複素数は上記のような面倒な割り算をするときに使う、便利な数学ツールなのである。

　振動を表わす数学的な方法はサイン関数を使うことである。図5-7に示された変動もサイン関数である。もっと複雑な波形も、複数のサイン関数の組み合わせで表わすことができる。サイン関数とはそもそも、円周上を同じ速さで動く点に、横から光を当ててできる影の動きを表わしたものである（図5-9）。上から光を当てた場合がコサイン関数である（図5-9青色部分）。そこで、流量と圧力の変動を図5-10のような、2つの円運動としてとらえてみる。

　2つの円運動を比較すると、半径の比がB/Aで、角度は常に45°違っている（「位相差」という）。つまり、2つの円運動を比較すると、振幅の比だけでなく、位相差の角度がついてくることがわかる。「角度がついてくる」と

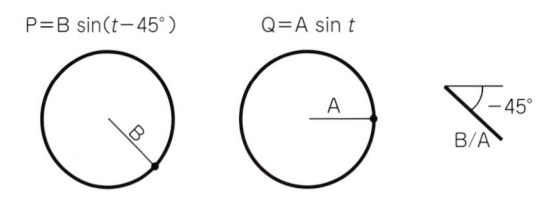

図5-10 流量と圧力の変動を２つの円運動として理解する

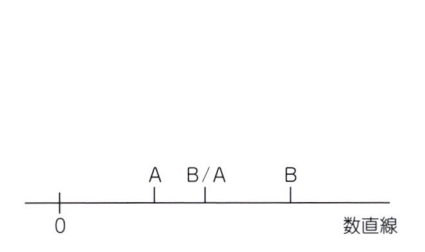

図5-11 実数の割り算を数直線上に表わす

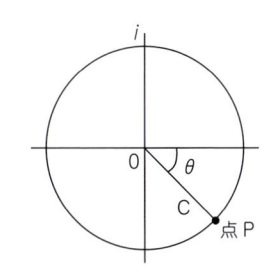

図5-12 円運動の割り算を複素平面上に表わす

はどういうことか？

　ここで、実数の割り算について考えてみよう。図5-11のAとBは直線上の2つの点として表わされる。B/Aも直線上の1つの点として表わされる。そのような目で図5-10の右端の図を見ると、「円運動の割り算は、平面上の点で表わされる」ということができる。しかし、実数の割り算が、B/Aという1つの実数で表わされたのと異なり、図5-10右端の点は1つの数では表わされていない。これを「1つの数」として表わす方法が複素数である（図5-12）。平面の縦軸を虚数軸とすれば、点PはC $(\cos\theta + i\sin\theta)$ というひとつの複素数で表わされる。Cを振幅比、θ を位相差とすると、これがインピーダンスである。しかし、複素数を使うと、何が嬉しいのか？

　複素数が嬉しいのは、計算が円運動で理解できるからである（図5-13）。例えば、ある実数（横軸上の点）に虚数 i を掛けると、縦軸上に移動する（図5-13A）。つまり、i を掛けるごとに、90°ずつ回転し、4回掛けると元に戻る。i^4 が360°に対応するというルールを使うことで、実数では面倒な計算が簡単に実行できる。掛け算の場合は角度を加え、割り算の場合は角度を引けばよい（図5-13B）。

　実数だと1を何回掛けても同じ値のままで、直線上でじっとしているが、

第5章　臨床呼吸機能検査の新たな解釈　83

(A) i を掛けると →

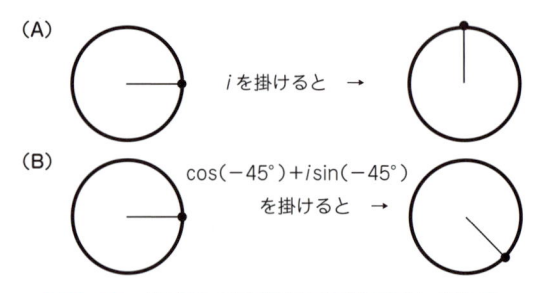

(B) $\cos(-45°)+i\sin(-45°)$ を掛けると →

図5-13　複素数の計算は円運動で表わされる

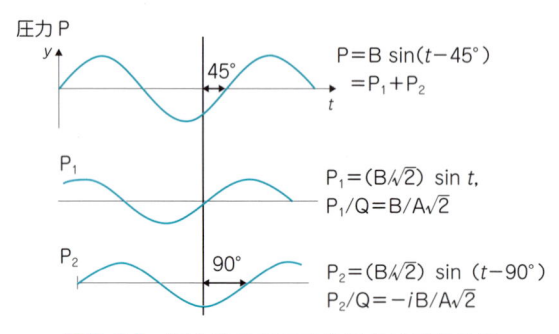

圧力 P

$P=B\sin(t-45°)$
$=P_1+P_2$

$P_1=(B/\sqrt{2})\sin t$,
$P_1/Q=B/A\sqrt{2}$

$P_2=(B/\sqrt{2})\sin(t-90°)$
$P_2/Q=-iB/A\sqrt{2}$

図5-14　圧力を2つの成分に分けて考える

　複素平面では、大きさ1の複素数を掛けると同じ円周上を回転する。直線の上に乗っているアリのことを考えてみよう。直線が原点を中心に回転運動をすると、アリも円運動をするのだが、アリ自身は同じ場所にいると思っている。直線の世界しか見えないアリと、平面の世界が見えるあなたと、どちらの人生（アリ生？）が楽しいだろうか。

　ここまでの説明で、強制オシレーション法で複素数が用いられる理由がおわかりいただけたと思う。しかし、虚数部が具体的に何を意味するのか、物理学的な意味はまだ見えてこない。そこで、圧力を流量に同期する成分と90°ずれている成分に分けて、流量との比を計算してみよう（図5-14）。分け方については、COLUMN⑰に説明を記した。

　流量に同期する圧力成分と流量の比は、本来の抵抗の定義に合致しており、これがインピーダンスの実数部に相当する。一方、流量と90°ずれている圧力とは、流量が0のときに働く力である。したがって、その比は抵抗ではなく、虚数として表現される。抵抗ではないが、何らかの作用（react）をしてい

ることは確かなので、リアクタンスと名付けられている。それでは、流量が0のときに働く力とは何なのか？それは、呼吸機能を診断するうえで重要なものなのか？

d. 強制振動が肺に作用する力

呼吸運動の際に働く力については、第4章第3節で解説した。組織の弾性力、組織と空気の粘性力、および空気の慣性力である。インピーダンスとの関連について以下、順番に説明する。

組織の弾性力は体積変化量に比例する力なので、流量には同期しない。強制振動によって生じる弾性力は、振動によって呼吸器系の組織が移動したことで生じる体積変化に比例する力であるから、その大きさは体積変化量と組織の弾性率の積に等しい。粘性力は流量に比例するので、流量と同期し、その比は「粘性抵抗」である。気流の慣性力は、第4章第2節で説明したように2種類ある。体積加速度に比例する成分と対流加速度に比例する成分である。体積加速度は流量の時間微分なので、流量とは同期しない。

対流加速度に比例する成分は、流量の2乗にほぼ比例するので、流量と同期し、その比は「慣性抵抗」である。

以上をまとめると、インピーダンスの実数部は「気流と組織の粘性抵抗＋気流の慣性抵抗」になる。そして虚数部は、組織の弾性に関係する成分と空気の体積加速度に関係する成分であることがわかる。これらについて、さらに詳しく調べてみよう。

e. 呼吸リアクタンスについて

振動による流量Q(L/s)をA$\sin \omega t$（ωは角速度、tは時間、単位は秒）としよう。この式をtで微分すると、

$dQ/dt = \omega A \cos \omega t$
$\qquad = \omega A \sin(\omega t + 90°)$

となる。dQ/dtは、体積加速度である。この式から、体積加速度は流量と位相が90°ずれており、振幅が流量の振幅のω倍であることがわかる。角速度は、振動の周波数の2π倍であるので、周波数を横軸に、体積加速度の振幅を縦軸にグラフを描くと、図5-15の実線のようになる。周波数に比例する直線である。

次に、流量Qをtで積分してみよう。流量の時間積分とは、体積の変化量(L)であり、弾性力はこれに比例する力である。時刻tのときの体積の変化量Vは、

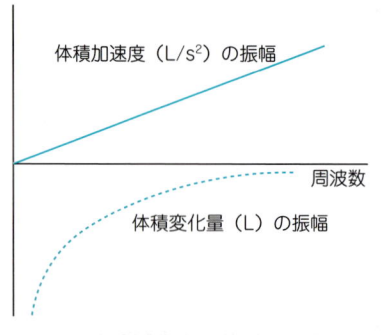

図5-15 体積加速度と体積変化量の振幅

$$V(t) = \int A\sin\omega t\, dt = -(1/\omega)A\cos\omega t$$
$$= -(1/\omega)A\sin(\omega t + 90°)$$

と書ける。つまり、体積の変化量は、流量と位相が90°ずれており、その振幅は流量の振幅の$1/\omega$倍でかつ符号が逆である。周波数と体積変化量の振幅の関係は図5-15の破線のような、周波数に反比例する曲線になる。

体積加速度に密度が、体積変化量に弾性率が掛け合わせられると、それぞれ慣性力、弾性力となる。それらを振動の流量振幅で除した値がそれぞれ、リアクタンスの慣性成分と弾性成分になる。振動流の微分（もしくは積分）の振幅が、周波数に比例（もしくは反比例）することが、リアクタンスの周波数依存性の原因である。

ここまでは、振動によって生じる圧変動について考えてきたが、実際は、被験者は検査中呼吸をしているので、その影響を考慮しなければならない。実際の呼吸リアクタンスには、上記の2つの成分以外に、被験者の気流の対流加速度に由来する成分が加算される。例えば、急発進した車の中の乗客にかかる力を考えてみよう。車には進行方向に加速度がかかっているので、乗客にも力がかかるが、乗客は同じ場所にとどまろうとする性質がある（＝慣性）ので、体が後ろに傾く。車内にいる人間にとっては、車の加速度とは逆向きの見かけ上の力が働いているように見える。体の動きを調べるには、車内に座標軸を置いて見かけ上の力を加えて計算する。

同様に、被験者の呼吸気の中に入射された振動が受ける力について、考えよう。呼吸気がある加速度をもっていたとすると、入射された振動は、呼吸気の加速度とは逆向きの見かけ上の力が働いているように見える。つまり、振動にとっては、呼吸気のもつ慣性力が逆向きに加わっていることになる。

この力が振動による気流量変動と同期しないのは明らかで、イナータンスの成分となる。図5-8に描かれたCOPDのリアクタンスの曲線は、健常者のリアクタンスの曲線を下方へ平行移動したような形になっている（ただし、文献2の著者はその理由について説明していない）。気道の動的狭窄によって生じた気流の対流加速度は強制振動に関係ないので、リアクタンス値がどの周波数においても同じ分だけ下に下がるからである。

f. 呼吸抵抗の周波数依存性

呼吸抵抗の負の周波数依存性は慢性閉塞性肺疾患や難治性喘息で見られるが、健常者であっても、頬を支持しないで計測すると、周波数依存性が起こることが知られている[2]。口腔に入射された音波振動が頬に吸収されるために、それより遠方に振動が伝わらず、下気道の気道抵抗が反映されないためと説明されている[2]。しかし、なぜ、5 Hzの振動は頬で吸収されないのだろうか。著者は、この現象は生体組織の共振現象で説明できると考えている[7]。物体にはその物体固有の振動数があり、固有振動数に近い振動を外部から与えられると大きく振動する。これが共振である。実際、頬の組織の固有振動数は約16 Hzという報告がある[8]。図5-8では、20 Hz以上で健常人の抵抗値が再び軽度上昇している。文献2の著者らはそのメカニズムについて説明していないが、頬の固有振動によって容易に説明できる現象である。

頬を支持して計測した健常者の呼吸抵抗は周波数非依存性である。電気回路アナロジーに基づく従来理論では流量に比例する力は粘性力だけであるから、抵抗は周波数によらず常に一定値である。しかし、第4章第3節で説明したように、気流の対流加速度は流量の2乗にほぼ比例するので、抵抗には流量にほぼ比例する成分（慣性抵抗）が加算される。振動流自体の慣性抵抗は周波数の増加とともに僅かに増加するが、被験者の気流の影響によって相殺され、結果的に、ほぼ一定の値になる。健常者で呼吸抵抗が一定であることは電気回路アナロジーが妥当であることの証左にはならない。電気回路アナロジーでは、呼吸抵抗の気流量依存性（被験者の気流量が増加すると抵抗値が増加する）を説明できないからである。

換気障害患者の呼吸抵抗の周波数依存性の起源は肺内の換気不均等であるというのが、呼吸インピーダンス研究者の定説である[2]。しかし、換気不均等では、COPDや難治性気管支喘息の患者で、呼気時の周波数依存性が顕著になることを説明できない。呼気時の周波数依存性のメカニズムは別にある。気管膜様部が頬と同様の共振現象を起こすのである。

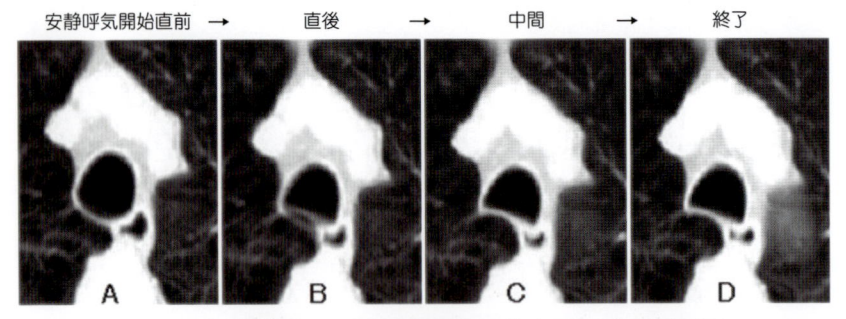

図5-16 肺気腫における安静呼吸下ダイナミックCT画像

〔計算科学振興財団編. みんなに役立っているコンピュータシミュレーション第4号. http://www.j-focus.or.jp/archives/001/201404/5342322180f0f.pdf より転載. 東北大学産業医学分野黒澤一教授よりご提供〕

第1章で、肺気腫では努力呼気開始直後に縦隔内気道の膜様部が内側に陥入することを4DCT画像で示した。この現象は、程度は軽いものの安静呼吸下でも起こる。図5-16は、肺気腫の安静呼吸中のダイナミックCT画像である[5]（東北大学産業医学分野黒澤一教授よりご提供）。吸息中はほぼ円形の気管断面が、呼息開始直後に、膜様部が内側に反転し、断面積が約70％に減少している。健常者では安静呼吸中の胸腔内圧は常に陰性であるが、肺気腫では肺の弾性復元力の低下を補うべく努力呼気をするため、呼気時に胸腔内圧が陽圧になるからである。気管の断面積の変化でもって、肺気腫で呼気抵抗が増加する理由が説明できる。さらに、この状態で強制振動が入射されると、膜様部が支持されていない頬と同じように動くことが容易に推測される。強制オシレーション中の気管膜様部を超高速内視鏡で撮影すれば、その推測の真偽が明らかになるだろう。

g. まとめ

以上の説明を図5-17にまとめた。強制オシレーション法が被験者の呼吸気の対流加速度を鋭敏に検知する検査法であることを理解していただけたことと思う。

強制オシレーション法で観測される呼吸周期依存性の原因は、気流量の増減と気道径の変化によって対流加速度が増減することによる。特に、気道の動的狭窄があると、リアクタンス値が鋭敏に低下するので、診断にきわめて有用である。また、インピーダンス値は気流量に大きく依存するので、計測値に気流量を併記することが診断上重要と考えられる。

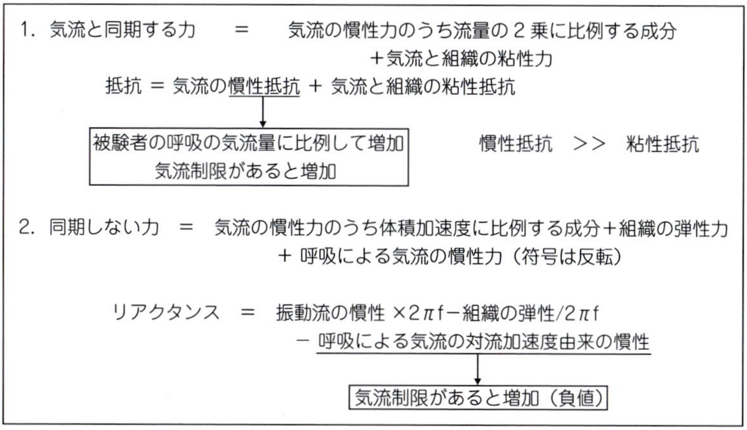

```
1. 気流と同期する力　＝　気流の慣性力のうち流量の2乗に比例する成分
                        ＋気流と組織の粘性力
        抵抗 ＝ 気流の慣性抵抗 ＋ 気流と組織の粘性抵抗
              ↓
   ┌─────────────────────────┐                  慣性抵抗　＞＞　粘性抵抗
   │被験者の呼吸の気流量に比例して増加│
   │気流制限があると増加              │
   └─────────────────────────┘

2. 同期しない力　＝　気流の慣性力のうち体積加速度に比例する成分＋組織の弾性力
                    ＋ 呼吸による気流の慣性力（符号は反転）

        リアクタンス　＝　振動流の慣性×2πf－組織の弾性/2πf
                         － 呼吸による気流の対流加速度由来の慣性
                           ┌──────────────────┐
                           │気流制限があると増加（負値）│
                           └──────────────────┘
```

図5-17　呼吸に必要な力とインピーダンスの関係

　リアクタンス値の異常には、弾性率の変化も寄与する。閉塞性換気障害があると両者を分離して評価することはできないが、吸息中の抵抗値が正常の場合は、吸息中のリアクタンス値から肺実質の弾性の異常を推定することができる。間質性肺炎の早期診断や肺線維症の経過観察に有用と考えられる。
　呼吸抵抗の周波数依存性は従来、末梢気道病変の指標であるとされてきた。末梢気道病変があれば周波数依存性を示すことがたとえ正しくとも、逆は正しくない。周波数依存性の有無で末梢気道病変の有無を判断できないことは明らかである。
　広域周波数による呼吸インピーダンス計測は、頬の支持を必要とし、装置も高価である。臨床上問題となる呼吸抵抗の周波数依存性は呼気に顕著になるので、周波数依存性が調べられなくとも、呼吸周期依存性を検出できれば診断上は問題ない。5 Hzの単一周波数連続波であれば、頬の支持が不要になり、時間分解能が向上し、パルス波の違和感も解消されるので、臨床上の利便性は飛躍的に向上する。計測装置の軽量化、低価格化が進めば、血圧計と同じように家庭でのモニタリングも期待できる。そのためには正しい知識の普及が何よりも重要である。

COLUMN ⑭ 微分しても同じ形の関数

　本文中の式(5)は、定数を除けば、微分しても元の関数と同じであることを意味している。それは指数関数である。$y=e^x$ を微分すると、$y'=e^x$ である。eは自然対数の底で、値は2.71828……、ネイピア数（Nepier's number）と呼ばれている。高校の理系クラスでは必ず習うが、なぜそうなるかまでは教わらないと思う。ネイピア数は約3世紀前、流体力学のベルヌイ（ダニエル・ベルヌイ）の伯父にあたるヤコブ・ベルヌイが発見したといわれている。eとは何なのか？ この問いは、「$y=a^x$ であるとして、$y'=a^x$ となるようなaの値は何か」という問題に言いかえることができる。微分の定義から考えると、$y'=\lim_{h\to 0}(a^{x+h}-a^x)/h$ であるから、$\lim_{h\to 0}(a^h-1)/h=1$ となるようなaがわかればよい。この式を変形すると、$a=\lim_{n\to\infty}(1+1/n)^n$ となる。この式から、借金の複利計算が連想される。借金をn年後に返すとしよう。そして年利を1/nにするとしよう。1年後に返す場合、つまりn＝1の場合、元金の2倍を返すことになる。2年後では $1.5^2=2.25$ 倍、3年後では $1.333^3=2.37$ 倍、10年後で $1.1^{10}=2.59$ 倍、無限年後でe倍になる。通常の借金だと、返す時期が遅くなればなるほど返済金も増えていくのに、この契約だと、何10年たっても返済金は3倍以下にとどまる。ヤコブ・ベルヌイが高利貸しをだましおおせたかどうかは知らないが、自然対数が人類にもたらした恩恵は計り知れない。

COLUMN ⑮ サインコサイン何になる

　タイトルは、1968年にヒットしたフォークソング「受験生ブルース」の一節である。その頃中学生だった著者は、高校1年の授業で三角関数を教わったとき、「これがかの有名なサインコサインか！」と思ったものだ。受験生ブルースの歌詞はこのあと、「おいらにゃおいらの夢がある」と続くが、数学が好きだった著者にとって、サインコサインは夢の燃料だった。

　著者は工学科の大学院に入学する前の1995年、ボストン大学医工学科の呼吸生理研究室で1年間、客員研究員として、気道系のフラクタル的性質の研究をさせていただいた。そこはハーバード大学の公衆衛生学教室と並ぶ呼吸インピーダンス研究のメッカだった。当時の著者の研究内容は呼吸インピーダンスとは関係なかったが、日々耳にする彼らの議論には違和感があった。空気は組織を通過しないのに、なぜ気道抵抗と組織抵抗が直列になるのか？振動による気流は電流と同じ扱いでよいのか？それらの疑問に対する答えはボストン滞在中には得られなかった。呼吸インピーダンスの意味を実感できたのは、自分で強制オシレーションのシミュレーションをしてからだった。

　日本の医学部には高校の理系コースの上位成績者が入学する。にもかかわらず、鍛練した数学の能力をほとんど使うことなく卒業し、臨床医になる。著者もそうだった。まさしく、「サインコサイン何になる」である。しかし、強制オシレーション法による呼吸抵抗計測が日常臨床で用いられるとなれば、呼吸器科医にとってサインコサインは決して無用の長物ではない。高校時代に培った数学の潜在能力を発揮する絶好の機会であると著者は思う。呼吸インピーダンスだけでなく、呼吸生理学は数理的アプローチがきわめて有用である。分子生物学の実験と異なり、研究費はほとんど要らない。"はらぢから"があればよい。

COLUMN ⑯ 博士の愛した数式

タイトルは作家の小川洋子氏の小説の題名である。映画化されたので、ご存知の方も多いだろう。小説に登場する博士が愛した数式はオイラーの公式で、$e^{i\pi}+1=0$ と書かれる（またしてもオイラー、である）。eは自然対数の底、iは虚数、πは円周率で、一見無関係な不思議な3つの数をブレンドすると、-1になる、という式である。小説の作者は「どこにも円は登場しないのに、予期せぬ宙からπがeの元に舞い下り、恥ずかしがり屋のiと握手する」と記しているが、数学的な説明はなく、ただ「美しさに打たれた」とある。考えてみたら、-1というのも不思議である。我々は-1には慣れっこになっており、はじめて-1を教わったときの戸惑いを忘れているが、日常生活には「-1」個のリンゴは存在しない。iも-1と同じで、使っていると慣れてくるものである。

複素数を表わす方法として、$x+iy$という書き方のほかに、$Ae^{i\theta}$という書き方がある。オイラー表記と呼ばれるもので、$A\cos\theta+iA\sin\theta$と同じである。つまり、オイラーの公式は、$A=1$、$\theta=\pi$のときに成り立つ式である。それでは、$e^{i\theta}$とは何だろうか。ここで一旦、iは置いといて、e^{θ}のことを考えてみる。COLUMN⑭で説明したように、e^{θ}の微分はe^{θ}である。θを時間とするとe^{θ}の微分は速度である。位置ベクトルと速度ベクトルが同じ、ということである。これは直線上の運動を意味している。次に、$e^{-\theta}$の微分は$-e^{-\theta}$である。この場合は、位置と速度の向きが180°回転しているということである。ならば、$e^{i\theta}$の速度は$ie^{i\theta}$、向きが90°回転していることになる。位置ベクトルと速度ベクトルが90°違う運動とは、ずばり、円運動である（図5c-1）。$e^{i\theta}$は円運動を表わしている。1から出発して、180°移動すれば、そこは-1である。虚ろなiが自然のeの肩に乗り、夜明けの0から日没のπまで旅をすれば、彼岸の-1にたどり着く。日没から夜明けまでさらに旅を続ければ、再び此岸に還り来る。

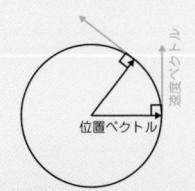

図5c-1 **円運動では，位置ベクトルと速度ベクトルの向きが90°ずれる**

COLUMN ⑰ サイン関数を２つに分解する方法

　y＝Asin（x＋B）という関数をy＝A₁sinx＋A₂sin（x＋90°）と書き換える場合、A₁とA₂の値はどのようにして決められるのだろうか。サイン関数の元になる円運動について考えてみよう。円運動の位置座標は［Asin(x＋B)、Acos(x＋B)］で表わされる。x＝0、つまり開始点の位置座標は（AsinB、AcosB）である。A₁sinxの開始点の位置座標は（0、A₁）である。また、A₂sin(x＋90°)の開始点の位置座標は（A₂、0）である。したがって、A₁＝AcosB、A₂＝AsinBとすれば、x＝0のときの、y＝A₁sinx＋A₂sin（x＋90°）のyの値とy＝Asin(x＋B) のyの値は一致する。x＝0のときだけでなく、すべてのxに対しても成立している。つまり、１つのサイン関数を90°ずれた２つのサイン関数に分解するには、開始点の位置座標の値をそれぞれの振幅にすればよいのである（図5c-2）。このように、サイン関数をサイン関数のまま見ると理解しづらいが、円運動として見ると簡単にわかる。

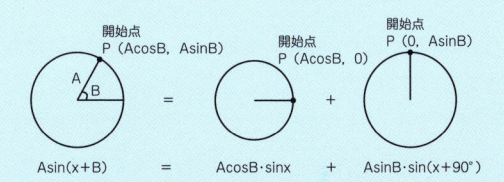

図5c-2　**サイン関数を２つのサイン関数に分解する方法**

4　クロージングボリューム（CV）

　クロージングボリューム（closing volume：CV）は、単一呼吸窒素洗い出し曲線の第4相が肺活量に占める割合である。CVは、COPDや喫煙者の末梢気道病変を早期に検出する方法として定着しているが、本書をここまでお読みになった読者は、すでに懐疑的になっておられることだろう。第3章第3節で、健常者の第4相は末梢気道閉塞ではなく肺胞口閉鎖で起こることを示した。また、第4章第3節で、末梢気道の変化は気道抵抗にはほとんど反映されないことを示した。それではCVの増加はどのようなメカニズムで起こるのか？　どのような病態を反映しているのか？　本節ではそれらの疑問について説明する。

a. 単一呼吸窒素洗い出し曲線
　単一呼吸窒素洗い出し検査は立位（もしくは坐位）で、次の手順で行われる（図5-18）。最初に残気量位までゆっくり呼出する。それから100％酸素を全肺気量位まで吸入する。その後再び残気量位までゆっくり（約0.5 L/s程度）呼出する。呼出気量を横軸に、呼気中の窒素濃度を縦軸にプロットしたのが、単一呼吸窒素洗い出し曲線である（図5-19）。呼出直後に排出される空気は死腔内の100％酸素なので、窒素濃度は0％であるが（第1相）、肺胞内の空気が呼出され始めると急激に増加して（第2相）、ほぼ一定値になる（第3相）。そして残気量位に近くなると窒素濃度が増加する（第4相）。この現象は、肺の状態が荷重部（重力のかかっているところ）と非荷重部で肺の状態が異なることに起因する。従来の教科書では、荷重部の末梢気道が閉塞するため、とされている。しかし、この考え方が非合理的であることは、第3章第4節で説明した。

b. 低肺気量位における肺実質の状態
　肺実質の構造が重力の影響を受けることは、イヌの肺を使ってWestらが詳細に検討している。重力方向に従って、肺胞のサイズが徐々に小さくなり、ある閾値以下にはならない（虚脱しない）ことを示している[9]（図5-20）。これは肺実質が自分の重みで収縮するからである。30 cmの高さのスポンジを地面に置いてみよう、地面に近いところが最も縮んでいる。もしも無重力状態であれば、部位による違いはなくなる。全肺気量位の肺組織は吸息筋の

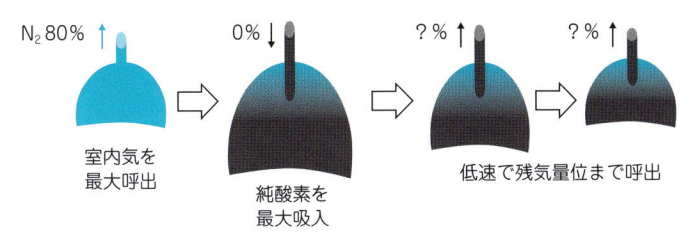

図5-18　単一呼吸窒素洗い出し検査の手順

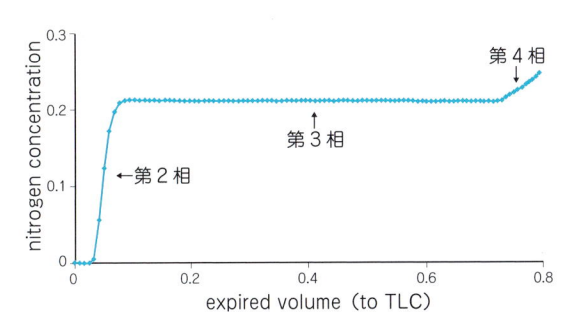

図5-19　単一呼吸窒素洗い出し曲線の例（正常肺シミュレーション）

収縮によってどの部位も均等に拡張しているが、吸息筋が弛緩し、肺と胸壁の弾性力で肺が収縮すると、重力の効果によって、荷重部の肺組織がより収縮するのである。肺実質の収縮の程度が、そこで換気される空気の量を決定する。荷重部の肺実質が限界まで縮むと、そこからは空気の出入りがなくなる。この状態から純酸素を吸入すると、荷重部には、より純酸素が多く吸入されるので、その部の空気の窒素濃度はより低くなる。全肺気量位から呼出する際は、最荷重部の肺実質が限界まで縮むと、窒素濃度の低い空気の排出が止まる。それ以外の部からの空気の排出はそのまま続くので、窒素濃度が増加する。これが第4相である。著者らの肺実質の変形モデルは、Westらの実験結果[9]に基づいて、重力の効果を定式化したものである（第6章第3節で詳細を述べる）[10]。

　一般に、物質の弾性特性はその物質の微細構造によって規定される。肺実質も同様である。肺実質の弾性特性は肺胞構造によって規定される。正常では肺胞口が閉鎖すると同時に肺実質が収縮限界に達し、それ以上加圧しても収縮しなくなる[11]。わざわざ、末梢気道を持ち出す必要はない。

第5章　臨床呼吸機能検査の新たな解釈　95

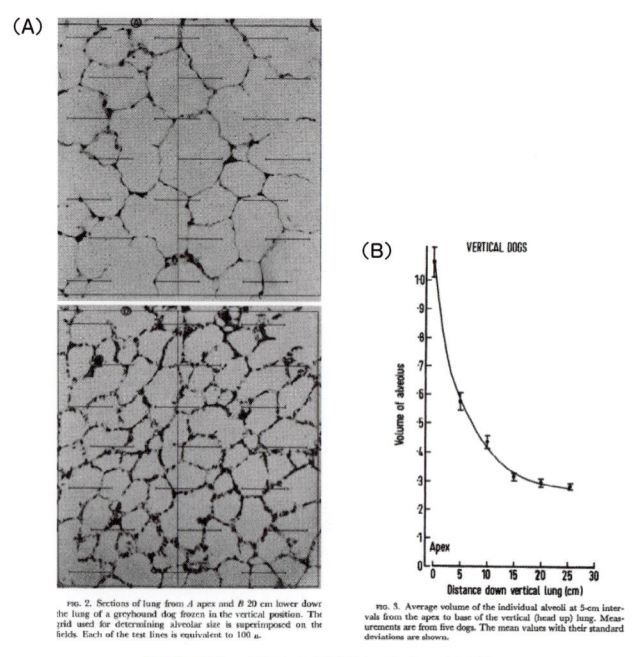

図5-20 肺胞の形状と重力の関係

(A) 荷重部では肺胞のサイズが小さい．(上図：最上部，下図：20 cm下方)
(B) 肺胞のサイズには下限がある．
(Glazier JB, Hughes JMB, Maloney JE, et al. Vertical gradient of alveolar size in lungs of dogs frozen intact. J Appl Physiol 1967；23：694-705より転載)

c. クロージングボリュームの増加のメカニズム

　従来の解釈は、健常者では低肺気量位において荷重部の細気管支が閉塞するが、末梢気道病変があると、閉塞がより高肺気量位でも起こるため、第4相の立ち上がりが早期に起こり、したがって、CVが増加するというものである。この解釈は健常者において末梢気道閉塞が起こることを前提としたものであるが、前提が誤りなので、この解釈もまた誤りである。

　第4相は、最荷重部の肺実質が収縮限界に達して空気を排出しなくなったタイミングである。そのタイミングがより高肺気量位で起こるということは、肺実質がより早期に収縮限界に達する、つまり、肺実質が縮みにくくなったことを意味する。肺の弾性のみなもとは、肺胞口周辺に分布する弾力線維である。弾力線維が変性して縮みにくくなると、肺胞容積がまだ大きい状態、肺胞口が閉鎖しない状態で、第4相が始まる。これが肺気腫においてCVが

全肺気量位の
正常肺胞

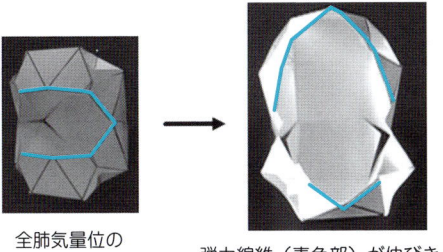

弾力線維（青色部）が伸びきって，
縮めなくなった状態

図5-21　肺気腫肺胞の折り紙モデル

増加する理由である。同時に残気量も増加する。残気量が増加すると、換気量を維持するために肺が過膨張になっていく。

　図5-21は、肺気腫の肺胞折り紙モデルである。肺胞口の弾力線維が変性して縮めなくなったため、肺胞口が大きく開き、肺胞容積が増加している状態を表わしている。

5 肺コンプライアンス

　肺コンプライアンスとは、胸腔内圧が1 cmH$_2$O増加したときに減少する肺気量のことである。コンプライアンスを計測するためには胸腔内圧を計測しなければならない。最も多く使われている方法は食道にバルーンカテーテルを挿入して計測される食道内圧を胸腔内圧とする方法である。図5-22は、横軸に食道内圧（より正確には口腔内圧と食道内圧の差）、縦軸に肺気量位（ここでは全肺気量に対する割合で示してある）をプロットした圧容量曲線の典型例である。通常、機能的残気量位（FRC）とFRC＋0.5 Lの間の傾きが肺コンプライアンスである。肺気腫では傾きが急、つまり、肺コンプライアンスの値が大きくなり、反対に肺線維症では、傾きが緩くなる。

　肺コンプライアンスの計測は呼吸器疾患の診断上、有用であると考えられるが、現実には臨床検査としてはほとんど行われていない。食道にバルーンカテーテルを挿入するのは被験者にとって相当の負担であること、食道内圧は必ずしも胸腔全体の圧を反映するものではなく、バルーンカテーテルの位置によって値が変わりうること、安定したデータを得るには時間がかかるなどの問題があるためである。呼吸インピーダンスの虚数部（リアクタンス）は肺コンプライアンスを反映するが、気流の加速度も反映されるので、両者を分離して評価することができない。肺コンプライアンスの変化を鋭敏にとらえることは、間質性肺炎や肺気腫の初期病変の検出に有用と考えられるので、より簡便で精度の高い計測方法の開発が望まれる。ただし、疾患時の肺

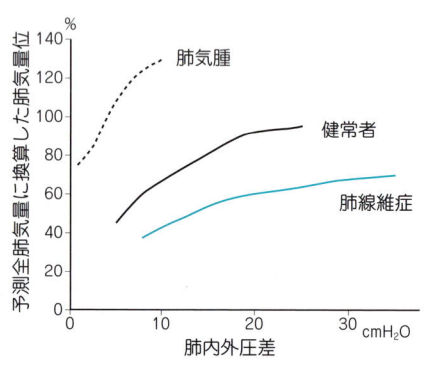

図5-22　肺の圧量曲線の例

コンプライアンスは肺内局所で異なるので、単一の数値として表わすのではなく、空間分布として表わすべきかもしれない。その場合は、胸腔内圧を計測するかわりに、4D画像から局所の変位を計測して肺胞内圧とコンプライアンスの分布を推定する方法が有用と考えられる。

現在の換気力学には、通常のコンプライアンスのほかに、動肺コンプライアンスという概念がある[1]。第3章第2節で説明したように、コンプライアンスとは変形量と力の関係で、本来は時間の要素はないのだが、呼吸という現象は動的なものであるため、呼吸中に計測されたコンプライアンスを動肺コンプライアンスと呼んで区別している。通常のコンプライアンスを動肺コンプライアンスと区別するときは、「静肺コンプライアンス」と呼ぶ。動肺コンプライアンスは、吸息から呼息、呼息から吸息に変わるときの気流量が0になる時点の食道内圧を計測して両者の圧差を算出し、これを肺弾性圧の差とみなすことで、算出されるものである。しかし、この圧差は肺弾性圧の差とは等しくない。なぜなら、気流量が0であっても、気流の体積加速度は0ではなく、慣性力による圧差が加わるからである。本章第3節の説明をお読みになればご理解いただけるであろう。呼吸数が増えると、体積加速度は大きくなる。また、閉塞性換気障害があると対流加速度が大きくなる。これらの加速度に由来する圧力差が本来の弾性圧差に上乗せされるため、コンプライアンスの値が本来の値よりも小さくなり、周波数依存性を呈する。したがって、動肺コンプライアンスの周波数依存性は、健常者でも起こり、閉塞性換気障害によって増強される。従来の教科書には、動肺コンプライアンスの周波数依存性は換気不均等分布や末梢気道病変の指標と書かれているが[1]、この現象も、呼吸インピーダンスと同様、大気道における気流制限が最も大きな要因である。

【 文 献 】

1) Hughes JMB, Pride NB編. 福地義之助監訳. 肺機能検査：呼吸生理から臨床応用まで. 東京：メディカルサイエンスインターナショナル；2001.
2) Oostveen E, MacLeod D, Lorino H, et al. The forced oscillation technique in clinical practice: methodology, recommendations and future developments. Eur Respir J 2003；22：1026-41.
3) Lumb AB. Nunn's applied respiratory physiology. 5th ed. Oxford：Butterworth-Heinemann；2000.
4) 佐藤二郎. 肺気腫における肺メカニクス. 人見滋樹監.「肺気腫」. 京都：金芳堂；1998.

5) 計算科学振興財団編. みんなに役立っているコンピュータシミュレーション第4号. http://www.j-focus.or.jp/archives/001/201404/5342322180f0f.pdf
6) 三嶋理晃, 中野恭幸, 西村浩一, 他. COPDの病態解析と治療法開発・治療評価への挑戦. 最新医学 2006；61：118-61.
7) 北岡裕子, 平田陽彦, 木島貴志. 大きく変わる呼吸機能検査データの解釈：動態イメージングと流体力学に基づいた換気力学の再構築. アレルギーの臨床 2014；34：64-9.
8) Witham EM. Griffin MJ. The effects of vibration frequency and direction on the location of areas of discomfort caused by whole-body vibration. Applied Ergonomics 1978；4：231-9.
9) Glazier JB, Hughes JMB, Maloney JE, et al. Vertical gradient of alveolar size in lungs of dogs frozen intact. J Appl Physiol 1967；23：694-705.
10) Kitaoka H, Kawase I. A novel interpretation of closing volume based on single-breath nitrogen washout curve simulation. J Physiol Sci 2007；57：367-76.
11) Kitaoka H, Nieman GF, Fujino Y, et al. A 4-dimensional model of the alveolar structure. J Physiol Sci 2007；57：175-85.

【DVD：動画】
5-1) 最大努力呼気シミュレーション
　　A：気管の動的狭窄
　　B：全亜区域枝の動的狭窄
　　C：Bの拡大画像（右下葉の気管支）

第6章

計算呼吸器学の世界へようこそ

　本章では、呼吸という現象を計算機内に再現する研究手法、名付けて「計算呼吸器学」について述べる。第3章で肺胞モデルを、第5章で気流シミュレーションを紹介した。本章では、4Dモデリングに関する著者の考え方と具体的なアルゴリズム、さらに、計算流体力学に関する基礎知識と呼吸生理学への応用について説明する。本文ではCG画像はすべてグレースケールで表示されているが、原画のカラー画像がDVDに収載されているので、詳しくはそちらをご覧いただきたい。

1　かたちからくり、略して4C

　日本では、学術用語はすべて漢字で記されるが、日常会話ではやまとことばが用いらている。構造を平たくいうと「かたち」であり、機能は「はたらき」である。そして、「構成要素間の関係が時間的にどのように変化するか」は、「からくり」ということばで表わされる。つまり、「かたち」に「からくり」が加わって、「はたらき」になる。「からくり」に相当する学術用語は「機構、機序、mechanism」である。「かたち」という言葉は、「かた」と「ち」に分解される。「かた」の漢字は「型」で、空間を意味する。「ち」の漢字は「霊」で、目に見えない力を意味する。「ち」単独では使われないが、「いのち」「いかずち」「やまたのおろち」の「ち」である。このように見ていくと、やまとことばの創始者たちは、「かたち」を「変わりうる力を備えた構造」としてとらえていたように思われる。物理学の用語であらわすと、エネルギーの空間分布が「かたち」である。アインシュタインの数式 $e = mc^2$ が意味するところである。

　「からくり」という言葉も、「から」と「くり」に分解され、「絡」と「繰」という漢字があてられる。これらの漢字の偏が「糸」であることは、構成要素が糸によってつながっており、それらの関係が周期的に変化するさまを表現していることを示している。からくり人形の機構が、まさしくそれである。私見であるが、人類が初めて製作した機械（道具ではなく機械）は、糸を作

るための紡錘車だったのではなかろうか。やまとことばの「から」は方向や関係を意味する。また、「くり」は周期的な運動を意味する。「くり」と発音するときに舌尖を丸める動きが、物体の回転運動を模していると考えられる。英語のcycleも同じである。物体の回転周期運動は、ヒトが「時間」という概念を形成するのに不可欠な現象である。「時を刻む」という表現がある。振り子の周期運動によって時間の経過が測られることに由来する表現である。日、月、年、といった時間概念も、地球や月の周期運動に由来する。これらの周期運動を発声器官で模倣したのが「くり」という言葉である。

こうしてみると、「かたち」と「からくり」を構成する4つのやまとことば、「かた」「ち」「から」「くり」は、それぞれ、物理学の基礎概念である「空間」「エネルギー」「作用」「時間」に対応していることがわかる。さらに、「ち」と「から」を組み合わせると「ちから」になる。力学において「力」が「ポテンシャルエネルギーの勾配ベクトル」と定義されていることと、全く同じである。

著者は日本語と英語以外は漢語とドイツ語を少々知っているだけであるが、物理学の基礎概念とその組み合わせをこれほど簡潔明瞭に表現する言語は、日本語だけではないだろうか。「かたちからくり」を「かたち・からくり」と分離すれば、幾何学と機構学である。「かた・ちから・くり」とすれば、時空における力のありよう、すなわち「力学」である。さらに「かたちの（できる）からくり」とすれば「形態形成」である。構造と機能を一体化したことばとして、これまでMorPhysiology、ForMechanismといった造語を考えてきたが、これらの語では、「かたちからくり」で表現できることの半分も伝わらない。そこで、"CataChiCalaCli"というアルファベット表記を考案した。正式なローマ字の表記法とは異なるが、「くり」と"cycle"の共通性を考慮して、また、綴りの対称性を考慮して、このような表記とした、略して4Cである。4Dと語呂があい、なじみやすいと思う。

著者は4D肺モデルを生成するフリーの自作アプリケーション"Lung4Cer"を個人ホームページで公開しており（http://www7b.biglobe.ne.jp/~lung4cer/）[1]、本書付録のDVDにも収載されている。4Cerは、かたちからくりを生み出すアプリケーションという意味で、英語のforcer（野菜の促成栽培農家の意味がある）を掛けている。日本語でいうと「かたちからくり屋」である。Lung4Cerはマイクロソフト社のビジュアルスタジオのC++コンパイラーを用いて作成したもので、普及版のWindowsPCで動作する。

2　4次元肺モデル生成ソフトウェア Lung4Cer の構成

　Lung4Cerが生成する4D肺モデルは、気管から肺胞までの構造を四面体の集合で表わし、四面体の頂点（節点）が呼吸中にどのように動くかを4つの変数（x、y、z、t）で表わしたものである。これまで、5種類のバージョンをリリースしている。
　①Lung4Cer：肺の構造とその動態を観察するための4Dモデルを生成する。
　②Airway4Cer：気道だけの4Dモデル。
　③PathoLung4Cer：主要肺疾患の組織像（4μmのスライス像）を生成する。
　④CFD4Cer：呼吸中の気流を計算するためのモデルを生成する。
　⑤PFT4Cer：主要呼吸機能検査の際の肺の動きをモデル化し、気流計算によって、検査値を再現する（PFT = pulmonary function test、肺機能検査）。

　肺モデルは有限要素法による力学計算が可能な形式になっている。有限要素法とは対象を小さな要素（ここでは四面体）に分割して、要素ごとに方程式を解く方法である。見た目になめらかな曲面にするために必要な四面体の数と、数値計算をするために必要な四面体の数では大きな開きがある。四面体の数が大きいほど、計算機の負担が大きくなるので、モデルの目的と使用する計算機の性能にあわせて、四面体の数を調節できるようにしてある。なお、肺胞構造に関しては、現時点では、肺胞壁は1枚の面で表現されており、内部構造、すなわち、毛細血管は含まれていない。したがって、数値計算でシミュレートできるのは、肺胞壁の形状と肺胞腔内の気流だけである。現在、肺胞壁内に毛細血管を配置したモデルを構築中であり、近い将来、ガス交換のシミュレーションも可能になる。

　モデルの観察はParaViewというフリーの可視化アプリケーションで行う。ParaViewはアメリカで開発された科学技術用の可視化ソフトで、インターネットからフリーでダウンロードできる（http://www.paraview.org）。Lung4Cerが出力する観察用のファイルには、気道や肺胞の表面を構成する三角形の位置座標が書かれている。モデルの動きは、フレームごとの座標値の変化として表現されるので、フレームごとにファイルが作成される。

　アプリケーションの操作方法や可視化方法は、それぞれのマニュアルに記載されているので、本章では、モデル構築のアルゴリズムについて説明する。

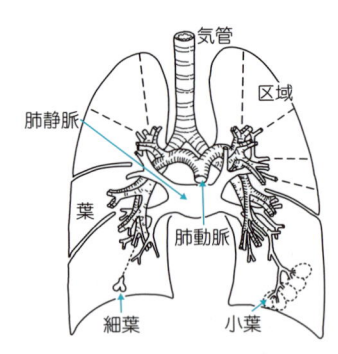

図6-1 気管支と肺の領域の関係
（葉，区域，小葉，細葉）

興味のある方には，ソースコードを提供するので，著者までご連絡願いたい。

3　4次元肺モデルの構築アルゴリズム

a. 気道樹生成アルゴリズム

　ヒト肺には数千本の気管支と数10万本の細気管支がある。気管は10数回の分岐の後に細気管支となる。気管支の分岐パターンは非対称で分岐回数もさまざまであることを考慮すると，分岐の決定には複雑なメカニズムが働いていることが推測される。しかしながら，細気管支の空間分布は肺内でほぼ均一であるという事実は，見かけ上の複雑さとはうらはらに単純な規則が働いているとも考えられる。

　気道系や動脈系など，臓器内に流体を分配輸送するシステムでは，枝が分岐するときに，その枝が流体を供給する領域（以下，支配領域と呼ぶ）の分割も同時に起こる。つまり，親枝が分岐するとき，中を流れる流体の流量が2本の子枝に分配され，親枝の支配領域も2本の子枝の支配領域に分割される。肺では，気管から左右の主気管支，葉気管支，区域枝，小葉枝，さらに終末細気管支が分かれるのに伴い，肺実質も，左右肺，肺葉，肺区域，小葉，細葉と分割されていく（図6-1）。気道にはループがないので，気管支と支配領域の関係は厳密な1対1対応である。ここで，流量の分配と領域容積の分割が同じ比率であれば，単位容積あたりに流入する流量は，臓器のいたるところで等しくなる（図6-2）。生体の分岐導管系の構築原理は，流量の分

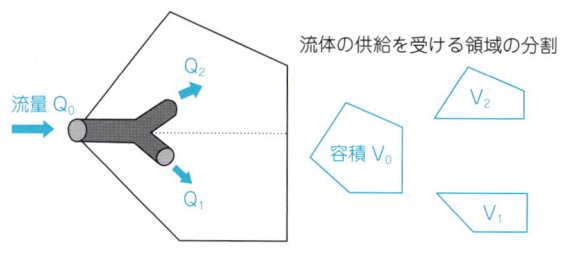

図中のテキスト:
- 流量 Q_0
- Q_2
- Q_1
- 流体の供給を受ける領域の分割
- 容積 V_0
- V_2
- V_1
- 常に $Q_1/Q_0 = V_1/V_0$ であれば，単位体積あたりの流量はどこでも等しい

図6-2　枝の流量と支配領域の容積の関係

配と空間分割が結合して、臓器全体への均等かつ効率的な流体輸送を実現することにあるといえる。分岐部における枝の形状は、流れによるエネルギー損失が最小となる形状であるほうが生体の維持には都合がよい。しかし、エネルギー最小原理だけでは分岐角度が小さくなり、枝の配置が幹の進行方向に偏在してしまう。生体分岐系には、娘枝（もしくは反回枝）と呼ばれる分岐角度が直角に近い枝が存在する。分岐角度が大きいと、局所の流体輸送効率は低下するが、枝を臓器内部にくまなく配置することができる。実際の生体の分岐導管系の空間配置は、流体輸送の効率と空間利用のトレードオフの結果であると考えられる。

　枝とその支配領域の関係は、形態形成の過程にもあてはまると考えられる。ヒトでは胎生3週に前腸に生じた窪み（気管原基）の先端が逐次分岐することによって、15週までに成人とほぼ同じ枝数をもつ気道樹が形成される[2]。気道の成長は気道上皮を取り囲む間葉組織との相互作用により誘導されることが知られている[3]。また、肺だけでなく、膵臓や肝臓など内肺葉性の外分泌腺の成長がほぼ同時に始まるが、この時期に母体の羊水が胎児の前腸内腔に侵入する。つまり、これらの外分泌腺の形態形成は、導管内腔を満たす低粘性流体（＝羊水）とその周囲のきわめて粘性の高い間葉組織との間に生じる界面の粘性突起現象とみなすことができる[4]。

　以上の考察に基づいて、分岐系生成アルゴリズムを構築した（図6-3）[5]。親枝の位置と支配領域が与えられると、次の分岐で生じる2本の子枝の最適位置と支配領域の最適分割面が選択される。分岐に伴い、枝を流れる流体の流量が減少するが、流量が閾値以下になるまでは、生じた子枝が親枝になり、再帰的に同じ手順が繰り返される。実際の気道の分岐は常に2分岐ではなく、3分岐の場合もある。3分岐を「2分岐した一方の枝がすぐにまた2分岐する」

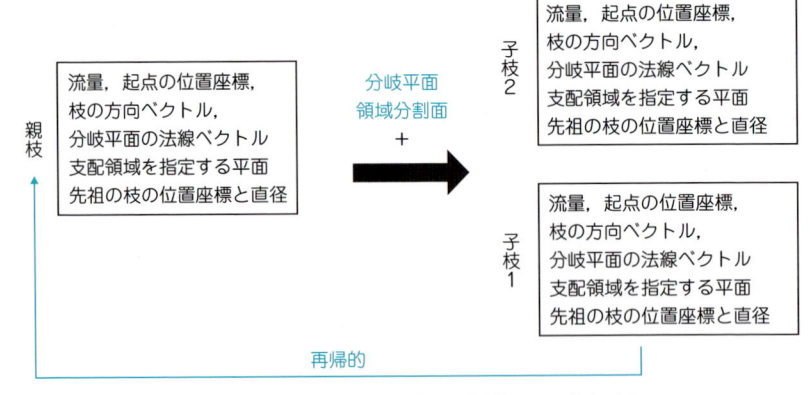

図6-3 気道分岐系生成の再帰的アルゴリズム

と解釈すればよい。アルゴリズムは対象とする領域のサイズに依存しないため、出来あがった分岐系には部分と全体のあいだに自己相似性が成り立っている。枝の直径や長さは、気道の鋳型標本の形態計測値に合致するように、パラメタが調整されている。アルゴリズム自体は決定論的であるが、パラメタの値にゆらぎを与えることで、個体差はあるが統計的な性質は同じであるような複数のモデルを作成することができる。

　ヒト気道モデルの1例を図6-4に示す。約20,000本の枝が描画されている。区域気管支までの部分は、標準的な分岐パターンになるように、あらかじめ指定されているが、それ以外は計算機が自動的に生成した枝である。なお、胸郭、横隔膜、心、大動脈などの縦隔の形状は、幾何曲面の組み合わせで模擬されている。図6-4には示されていないが、本モデルの最大の特徴は、枝の位置だけでなく、枝の支配領域が多面体として定義されていることである。気道だけのモデルと比べて、領域も定義されたモデルを作成し表示するのは計算コストが数10倍になるが、呼吸シミュレーションをする場合には必須である。図6-5は、全亜区域と亜区域枝のモデルである（立位、安静呼気位）。区域解剖学の学習に有用と思われる。

b. 分岐部のモデリング

　図6-3に示した分岐系生成アルゴリズムは、各枝の始点と終点の座標値と直径を指定するものである。つまり、各枝は空間中の円柱でモデル化されている。分岐部では親枝の終点と2本の子枝の始点の位置が一致するので、分

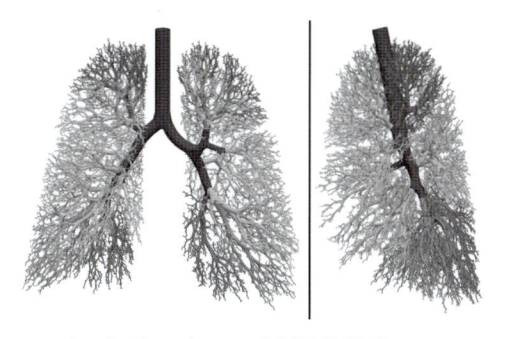

図6-4　3D気道モデルの一例（総枝数 約20,000本）
〔DVD：静止画像（カラー）参照〕

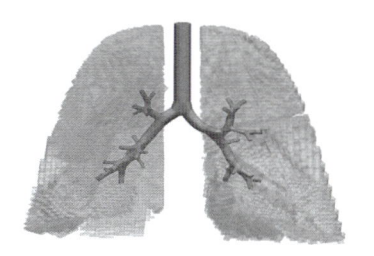

図6-5　全肺亜区域モデル
〔DVD：静止画像（カラー）参照〕

岐部ではそれぞれの円柱の一部が重なり合ってしまうはずであるが、図6-4ではそうはなっておらず、滑らかにつながっている。気道系を観察するだけであれば、円柱の一部が重なり合っていてもさして問題にならないが、気流計算の場合は、空気が分岐部で漏れてしまうことになり、計算を実行できない。そのため、図6-6のように、分岐部を過不足のない多面体の集合としてモデル化する必要がある。著者の方法は、3本の円柱が重なる部分を3個の半曲円錐台と1個の三角柱の組み合わせで置換するものである。曲円錐台の両断端は、それぞれの枝の断面に一致する。

　このようにして作成された気道モデルであれば、気流計算はもちろん、気道壁に厚みをもたせることで、実際の気道の形態に近いモデルを作成することができる。図6-7は、内径の15％の壁厚のある気道モデルの全肺気量位の画像である。このモデルの水平断層像を作成すると（図6-7B）、CT画像で観察されるスライス像が再現できる。2mm厚の水平断層像が全体像の半透

第6章　計算呼吸器学の世界へようこそ　107

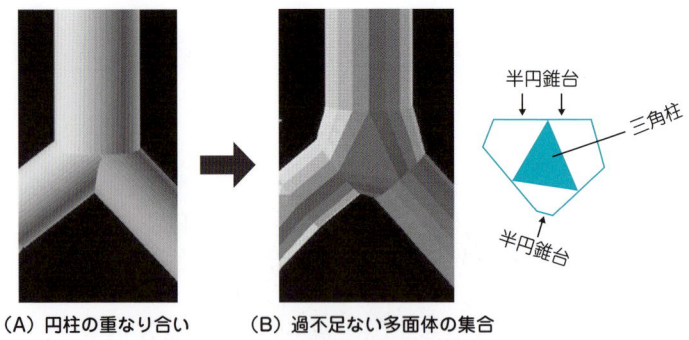

(A) 円柱の重なり合い　　(B) 過不足ない多面体の集合

図6-6　分岐部のモデリング

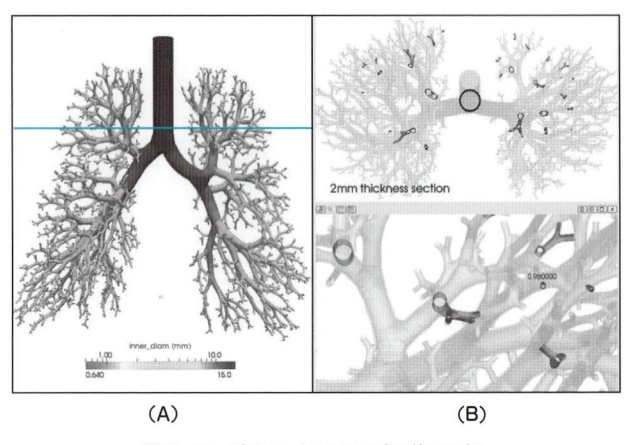

（A）　　　　　　　　（B）

図6-7　壁厚のある3D気道モデル

〔DVD：静止画像（カラー）参照〕

明表示と重畳されている（図6-7B上：肺全体、下：部分拡大）。画像解析方法の妥当性を検証するためにファントム模型が用いられるが、樹状構造のような複雑な形状のファントムを作成するのは容易ではない。物理ファントムのかわりにコンピュータモデルを用いて、X線吸収係数の空間分布を算出すると、図6-8のような仮想CT画像を作成することができる。バーチャルファントムである。コンピュータモデルであれば、病的モデルの作成が自在なので、新しい画像解析方法の開発に有用と考えられる。著者はまだ試みていないが、3Dプリンターで実体モデルが作成できるので、コンピュータモデルから実体モデルを作成することも可能である。

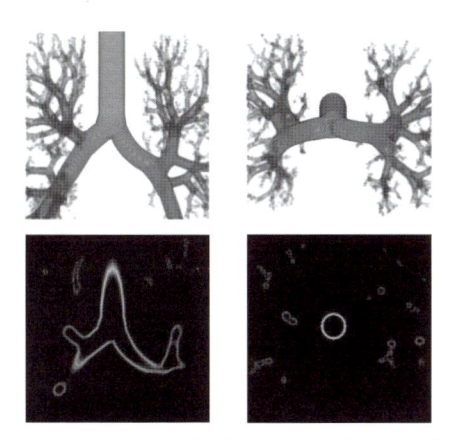

図6-8　図6-6の気道モデルの仮想CT画像

c. 細葉内気流路生成アルゴリズム

　終末細気管支から分岐する細気管支は呼吸細気管支と呼ばれ、その壁の一部に肺胞が開口する。分岐するごとに開口する肺胞の数が増し、壁がすべて肺胞壁で置換されると、肺胞管になる。呼吸細気管支は平均約3回分岐するとされている。終末細気管支が空気を供給する肺実質領域は肺細葉と呼ばれる。全肺気量位における細葉の容積は平均して約 200 mm^3 である[6〜8]。最終呼吸細気管支が空気を供給する領域は亜細葉と呼ばれ、1つの細葉は約8個の亜細葉からなる。

　終末細気管支までは気道径は分岐するごとに小さくなるが、肺胞管は分岐しても大きさは変わらない。つまり、空間を充填しつつ分岐する管である。呼吸細気管支は細気管支と肺胞管の移行領域である。第3章第1節で示したように、肺胞が付着することによって生じた壁の凸凹は、隣接肺胞管と凹凸が逆転している。したがって、肺胞構造のモデルを構築するためには、まずは、滑らかな壁をもつ空間充填分岐管を生成するアルゴリズムを構築し、その後、管壁に凹凸をつけて肺胞を作成すればよい。

　肺胞管の内径は分岐しても変わらないので、空間を充填する分岐管を生成するには、まずは、空間を合同の多面体（セル）で分割し、すべてのセルをつなぐ経路を求めればよい。経路の途上に位置する面を消去すれば、連続した気流路となる。空間を充填する合同の多面体で、最も単純なものは立方体（正六面体）である。著者らは、空間を立方体の集合で近似し、内部に経路長最短の分岐経路を作成するアルゴリズムを考案した[9]。細葉の領域（図

(A) 細葉領域の特定　(B) 立方体の集合で近似　(C) 気流路を生成

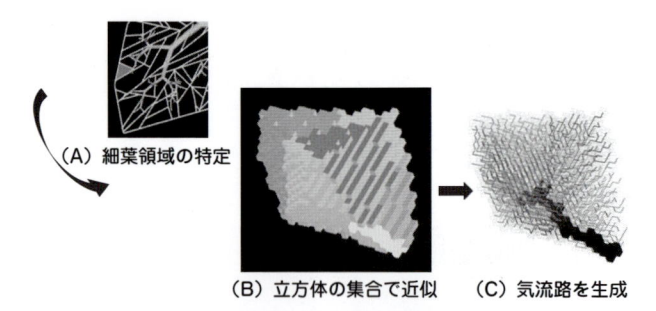

図6-9　細葉内の気流路を生成する手順

(A) Kelvinの14面体　(B) Fungの肺胞構造モデル

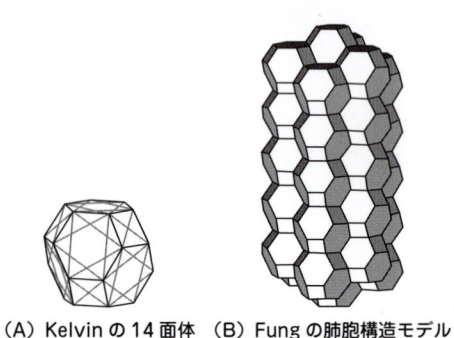

図6-10　Kelvinの14面体とFungの肺胞構造モデル

6-9A）を一辺0.5 mmの立方体の集合で近似し（図6-9B）、内部に経路長最短の経路を作成する（図6-9C）。名付けて3次元迷路アルゴリズムである。空間を充填する多面体で立方体よりも複雑なものとして、ひし形12面体やKelvinの14面体がある。Fungの肺胞構造モデルではKelvinの14面体が用いられている[10]（図6-10）。ただし、Fungの肺胞構造モデルは、空間を充填するセルのうち、固有肺胞管腔となるセルが選択され、肺胞腔となるセルが周囲に配置されるという、形態形成過程と矛盾するアルゴリズムになっている。立方体を用いる利点は、アルゴリズムを単純化できる、気流路を生成した後の壁の変形が容易であること、である。

　Kitaokaらの迷路アルゴリズムは、起点セルを定め、分岐点以外のすべての点を往復1回ずつ通過したのち、起点セルに戻ってくる経路を定めるものである。ループと迂回路を禁止するというルールを設けることで、常に最小の平均経路長と最大の内壁面積をもつ経路が生成される。これは、空気の輸

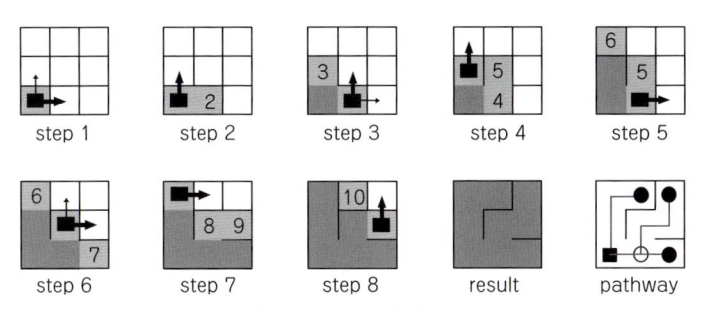

図6-11　空間充填分岐迷路アルゴリズム

送効率を最大化し、かつ、ガス交換に預かる表面積を最大化するという機能的要請に合致する。

　ある任意のセルから隣接する6個（左右、前後、上下）のセルへの経路をつくれるのは、ループが禁止されているので、隣接セルがまだ経路として認定されていない場合に限る。経路をつくれる可能性のあるセルを「活性化セル（activated cell）」と定義し、待ち行列（queue）に順番に格納していく。待ち行列の先頭にいるセルに対して1歩だけ路をつくり、そのセルがまだ別の路をつくる能力があれば、活性化セル（activated cell）として再定義して待ち行列の最後尾に格納する。また、新たにできた路のセルをさらにそのあとに格納する。そうして、活性化セルが0になったときに、空間充填分岐迷路が完成する。

　簡単な例として、3×3×1のセル集合の場合を示す（図6-11）。起点セルを左下隅のセルとする（step 1）。起点セルが路をつくることのできる方向は上と右と2つある。どちらでも構わないが、ここでは右が選ばれたとする。起点セルはまだ路をつくれる可能性があるので、これが待ち行列の1番目に格納され、右側に位置するセルが待ち行列の2番目に格納される（step 2）。次に、起点セルから上に向かう経路がつくられ、上に位置するセルが待ち行列の3番目に格納される（step 3）。起点セルにはもう路をつくる能力がないので、待ち行列には格納されない。図6-11では、路をつくる能力を失ったセルは濃い灰色で、活性化セルは薄い灰色で示してある。このようにして、路をつくっていくと、最後にすべてのセルが路をつくれなくなる段階に至り（result）、空間充填分岐迷路が完成する（pathway）。経路図では、起点セルが四角、終点セルが黒丸、分岐セルが白丸で示されている。step 1のように、作成可能な経路が2つ以上あるときは確率的に選択されるので、複数の経路

第6章　計算呼吸器学の世界へようこそ　111

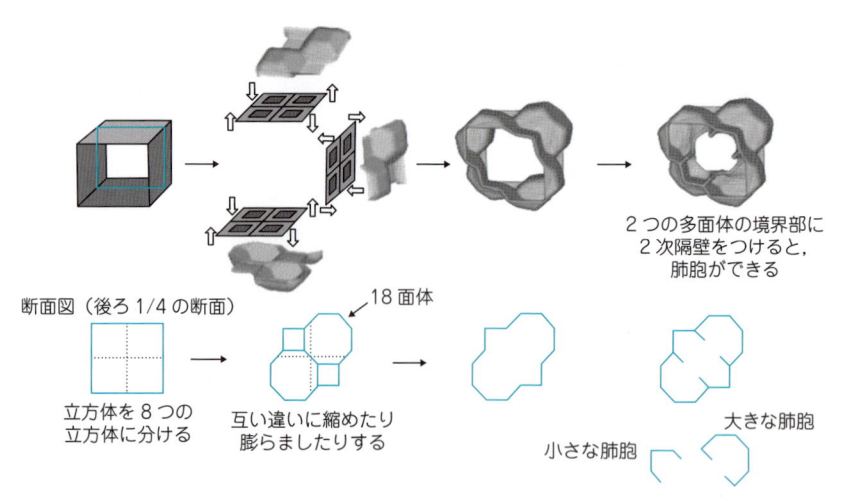

図6-12 立方体から8個の肺胞を生成する手順

が生成されうるが、「迂回禁止」という条件を付加することで、どの経路も最小の平均経路長と最大の内壁面積をもつことが保証されている。

d. 肺胞生成アルゴリズム

　空間充填分岐管構造を実現する最も単純な多面体が正6面体（＝立方体）であることを前節で述べた。本節では、1個の立方体から8個の肺胞を生成する手順を説明する[11]（図6-12）。図の上段に概観図を、下段に立方体の後ろ1/4の断面図を示す。

　まず、1個の立方体を$2^3 = 8$個の小さな立方体に分割する。そして、交互に配置する4個の立方体に対して、すべての面を内側に引き込んで縮める操作をする。そうすると、小さな立方体になる。残り4個の立方体に対しては、すべての面を外側に張り出し、膨らませる操作をする。この操作だけでは、張り出した部分が重なり合ってしまうので、12本ある辺を削って、それぞれが重なり合わないようにする。そうすると6枚の正方形と8枚の6角形からなる18面体になる。最後に、8個の多面体の境界部に、面分を配置して、2次隔壁を作る。その結果、2次隔壁で囲まれた18面体の一部が大きな肺胞になり、2次隔壁で囲まれた小さな立方体の一部が小さな肺胞になる。肺胞に含まれない領域が固有肺胞管腔になる。大きな肺胞と小さな肺胞は相対的なものである。実際の肺の組織標本では、肺胞は必ず肺胞管間隔壁を介して

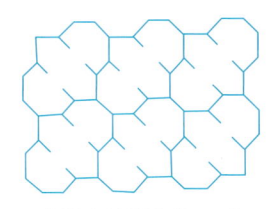

図6-13　空間充填肺胞管モデルの断面図

背中合わせに配置されているので、肺胞管間隔壁の位置がどちらかに片寄っていればそちら側の肺胞は小さくなり、反対側の肺胞は大きくなる。図6-13は、肺胞をもった立方体モデルが空間を埋め尽くしている状態の断面である。大きい肺胞と小さい肺胞が背中合わせに並んでいることがご理解いただけると思う。

e. 肺胞折り紙モデル

　生物は、胞胚とよばれる一層の細胞のシート状の配列から始まる。つまり、2Dから4Dへの過程をもつ。折り紙も、生物と同様、2Dのシートから4D構造を生みだす。折り紙は彫刻のような剛体ではなく、折り目の角度を変えることで運動を表現することができる。折り紙にも、生物と同様に、折り方の手順、すなわち、形態形成のルールがあり、幾何学と力学に法った構造と機能をもつ。実際、折り鶴やヤッコさんなど、最もポピュラーな折り紙は、動物を模倣したものである。しかし、生物のような未知の条件は全く介入せず、幾何学的な整合性が厳しく求められる。つまり、折り紙はれっきとした計算ツールである。著者が提案した肺胞4Dモデルは、複雑な3次元構造が複雑に変形するモデルであるため、論文の紙面やコンピュータディスプレイなどの2D媒体をとおして理解するのは容易ではない。そこで、誰もが簡単に作成、操作できる実体モデルとして、折り紙肺胞モデルを開発した。

　最も簡単な肺胞モデルを正方形の折り紙で作ることができる（図6-14）[12]。発明者の姓を冠してHoyos折りと名付けた。山折りと谷折りの折り目をつけて放置すると、深皿のような形をとるが、折り目の角度を直角にし、4つの頂点を中央でくっつけると、閉じた立方体になる。図6-14Bに示した面分①は前節で説明した18面体の正方形に、面分②は6辺形に相当する。面分③は4個で1つの正方形に相当する。これらを合計すると、正方形2枚、6辺形4枚、すなわち、18面体の1/3に相当する。折り目の角度に応じて、面分②の6辺形の形状が変化する。また、隣接する正方形との対面角度も変化する。

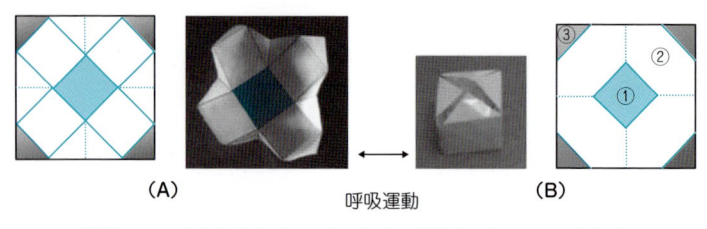

図6-14　正方形からつくる折り紙肺胞（Hoyos折り）

青線：谷折り，青点線：山折り

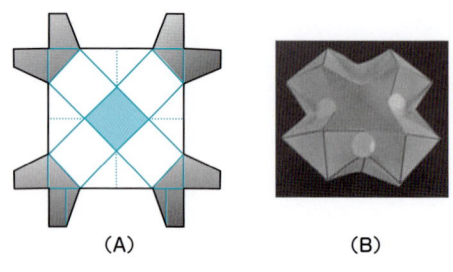

図6-15　Hoyos折りに口を追加する

　これにより、呼吸運動による肺胞の構造変化が表現される。しかし、Hoyos折りだけでは、肺胞口が輪状の構造として表現できない。そこで、正方形の4つの頂点に図6-15のようなツノ状の面分を付加し、隣接する面分と接着すると、肺胞口ができる。肺胞口の張力が、肺胞口を構成する面分の折り目の角度で表現できる。

　Hoyos折りを複数個配列して連折りし、丸めて両端を接着すると、凹凸のある壁をもつ管ができる。外力を加えて折り目の角度を変えると、蛇腹のように管が膨張収縮する。しかし、この方法で生成される肺胞管は空間を充填することができない。Hoyos折りには2次元的な配置だけが可能だからである。空間充填構造は、Hoyos折りを2個立体的に組み合わせて18面体の2/3を作成し、さらに、小さな6面体と組み合わせることで実現する。ただし、この場合、正方形の面分を折り上げるという、通常の折り紙の方法では達成されず、あらかじめ複雑な多辺形の面分を複数用意し、折り目をつけてから、各々のパーツを接着するという方法が採用される。図6-16Aに示した面分は、図6-15Aに示したツノのある正方形を2つ組み合わせた形状に相当する。これを折りあげて肺胞口の部分を接着すると、第3章第2節で紹介した

(A) (B)

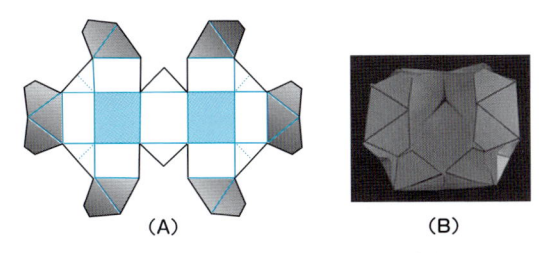

図6-16　折り紙肺胞モデルの完成

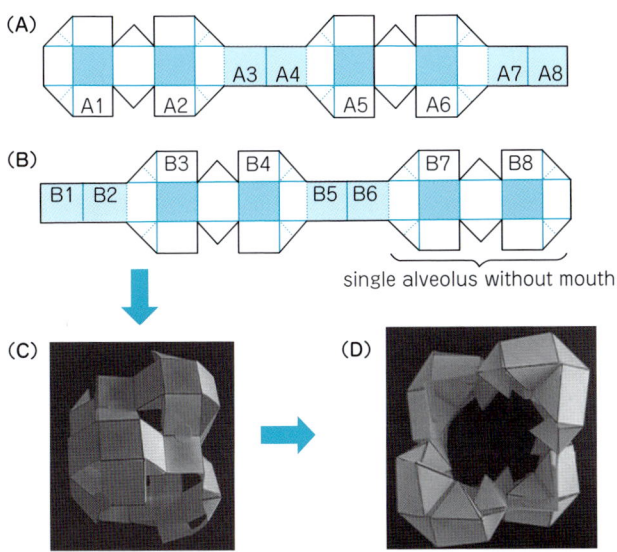

(A) A1 A2 A3 A4 A5 A6 A7 A8
(B) B1 B2 B3 B4 B5 B6 B7 B8

single alveolus without mouth

(C) → (D)

replace large alveolarparts into those with mouthes

図6-17　折り紙で肺胞管をつくる

折り紙肺胞モデル（図6-16B）になる。

　18面体と6面体が交互に配置した管状構造は、図6-17ABに示した2本の帯を互いに接着することで作成される（図6-17C）。薄い水色の部分は小さな肺胞に、濃い部分は大きな肺胞に対応する。ただし、この部分には、図6-16のような肺胞口は付加されていないので、胎児の未熟肺胞管に相当する。成熟した肺胞管をつくるには、この部分を図6-16の折り紙に置換すればよく、肺胞管ユニットの実体モデル（図6-17D）が完成する。動きを良くするために、厚め（0.15 mm）の市販コピー用紙を用いるとよい。また、

第6章　計算呼吸器学の世界へようこそ　115

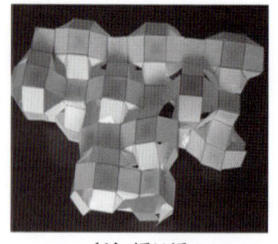

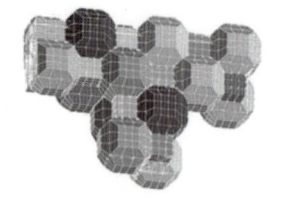

(A) 折り紙　　　　(B) コンピュータモデル

図6-18　折り紙で分岐肺胞管をつくる

図6-17の濃い青色の部分をL字形のプラスチックで補強するとよい。手に持って、指で肺胞口の折り目を畳むと、肺胞口が収縮すると同時に、ユニット全体が収縮する。折り紙モデルの動きに伴って、手のひらに空気の動きが感じられる。

折り紙による分岐肺胞管モデルは、コンピュータモデルと同様、ユニットモデルを連結することで作成される（図6-18A）。ただし、折り紙モデルで空間を充填できるのは、全肺気量位のときだけである。コンピュータモデルでは、多面体の個々の面のサイズも可変にしており、等方的な膨張収縮が可能になっているが、折り紙モデルでは現時点ではそれに成功していない。

f. 呼吸による肺変形のアルゴリズム

呼吸による肺実質の容積変化は局所の換気量と等しい。健常者の換気分布は、肺実質局所の弾性とそこに至る気流路の気道抵抗に加えて、重力によって影響されることが知られている。肺実質の弾性と気流路における気流の関係は「構造流体連成問題」と呼ばれ、計算力学の難問のひとつであるが、健常者で呼吸中の気流量がきわめて小さければ（例えば0.5 L/s以下）気道抵抗の影響は無視できる。また、肺実質の弾性が肺内で一様であれば、呼吸中の肺の変形は線形弾性理論で扱うことができる。そこで、肺実質をスポンジ状の多孔性弾性体になぞらえて、重力が肺の変形に及ぼす影響を、以下のように定式化した[13]。

スポンジが床の上に置かれたところを想定しよう（図6-19A）。無重力状態（= 0 G）であれば、スポンジの密度はどこでも一様であるが、重力が作用すると、床に近いところは自重により圧縮される。ついで、スポンジが天井に接するように、架台が動く状態を想定する（図6-19B）。架台は人体で

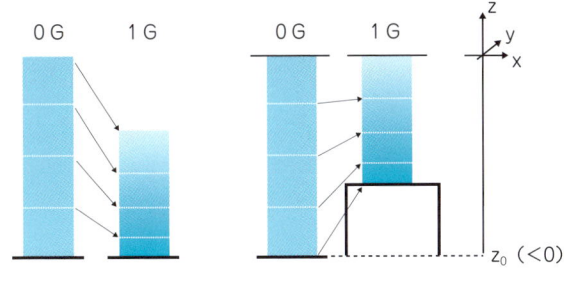

(A) 床においた状態　(B) 天井に接しており，架台が動く状態

図6-19　肺実質は自重によって縮む

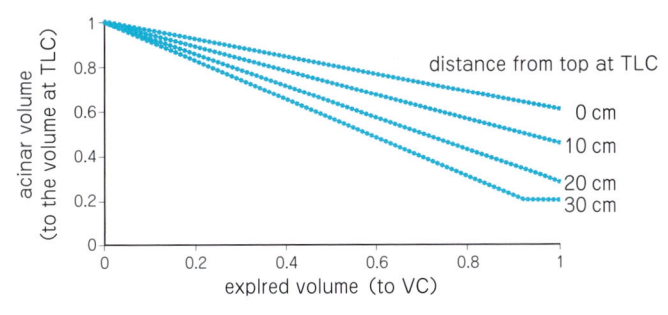

図6-20　呼息中の肺の容積変化率の推移

は横隔膜に相当する。この場合も重力が作用すると、架台に近い部位がより圧縮される。図6-19Aと図6-19Bは並行移動しただけであり、密度分布は双方同じである。重力による肺の組織密度の変化は、本書第5章第4節のクロージングボリュームの節で述べたように、Westらにより実験的により確かめられている[14]。Hoggら[15]も摘出イヌ肺の組織密度を調べ、経肺圧を－3 cmH_2Oに下げても、組織密度が0.5 g/mL以上にはならないことを示している。ちなみに無気肺の組織密度は1 g/mLである。全肺気量位においては、吸息筋が重力に抗して肺実質を均等に伸展させているとみなすことができる。全肺気量位で撮像されたCT画像のCT値は荷重部、非荷重部ともに約－900であるが、これは、肺組織密度が0.1 g/mLであることを意味している。呼息中の肺の変形過程は、呼息により吸息筋が弛緩するとともに、重力による組織密度勾配が顕在化するとして定式化した。詳細をCOLUMN⑳に示す。得られた式より、各時刻における細葉ごとの組織密度と容積が求まる。図

第6章　計算呼吸器学の世界へようこそ　117

6-20は、全肺気量位における肺尖からの距離と容積変化率の関係をグラフにしたものである。荷重部で組織密度が最大値に達すると、容積が一定になり、その他の部では代償性に容積減少の度合いが大きくなるので、全体としてMilli-Emiliらのオニオン・スキンダイアグラム[16]に類似した曲線群になっている。

COLUMN ⑱ 百見は一作に如かず

　現代人の情報伝達の主体は画像である。文字も画像の一種である。画像という2D媒体である。しかし、映像技術が発明される以前、さらには文字言語が発明される以前の人類は、音声言語と身振りによって情報を伝達していた。身体という4D媒体である。現代でも、対面的な情報伝達は、音声と所作、表情で行われる。2Dの画像情報を受け取るには、視機能だけで充分である。しかし、認識対象が3次元以上であると（実世界の現象はすべて4Dである）、じっと見ているだけではよくわからない。視点を変えたり、触ったり、動かしたりと、自らの身体を動員しなければならない。日本語の「まなぶ」は、「まねぶ」「まねる」が語源である。「まねる」とは、対象のもつ4次元特性を自らの身体を用いて再現すること、つまり、運動系を用いて空間の広がりと時間の流れを再構成することを意味する。4次元時空を師匠と共有することで伝授される「職人芸」は、非言語的な「まなび」の典型である。

　「百聞は一見に如かず」ということわざがある。約二千年前、文字言語システムは確立していたものの、写生以外には画像情報伝達システムがなかった時代の中国の諺である。19世紀の写真の発明以降、現代では、画像情報が氾濫している。しかし、画像情報が必ずしも真実を提供するものでないことは、昨今話題の論文捏造の手段が画像操作であることからも明らかである。また、悪意の有無にかかわらず、ヒトは「見たいものを見る」動物である。画像認識に際して恣意性を排除することは容易ではない。観察事実の分析という研究方法の限界であるともいえる。観察事実の分析で得られた知識を編集し、対象を再構成することで知識間の整合性を検証する、という手順が必要である。つまり、「百見は一作に如かず」。英語だとMaking is convincingである。Seeing is believingのbelieveが主観的であるのに対して、convinceには自他を納得させる客観性がある。

　細胞工学は実世界での再構成、4Dモデリングは計算機内での再構成である。日本のものづくりも、「つくることで理解する」という哲学によって支えられているように思われる。

COLUMN ⑲「着物ビズ」推進運動中

　2Dから生成される4D人工物として、日本の折り紙と着物がある。いずれも、平面から動きを伴なう立体構造がつくられる。著者は数年前から、亡母が遺した着物を着て暮らしている。母は大正生まれで、着物が普段着だった最後の世代である。私より一回り小さい母の着物の袖丈や着丈を自分用に直すため、インターネットで和裁の技術を独習したのだが、初めて知る和裁のすばらしさにとても感動した。必要最小限の裁断で仕立てあげ、可能な限り再利用する技術は、自然からの贈りものである布に対する深い感謝と愛着が育てたものと思われる。ひとしきり着用した後で、縫い目をほどいて洗い張りし、配置替えをして縫い直す過程は、神社の式年遷宮に通じるものがある。生活信条から科学技術に至るまで、日本文化の根源に着物での暮らしがあったように思われる。

　着物は着衣により2Dから4Dに変化する。洋服が、体表に密着した立体縫製でもって体動に追随するのに対して、着物は、袖や打ち合わせに「遊び」をもたせることで体動に適応する。着物を収納する際は、長方形になるように畳む。洋服の収納はつりさげが基本で、2Dに畳むとあちこちに望ましくない皺が生じるのと大きな違いである。洋服では、パジャマとスーツは、形が大きく異なるが、着物の形は常に同じで、場面や運動量に応じて、着付けを変える。状況によって異なるハードウエア（被服）を用意するのが洋服の戦略であり、ソフトウエア（着付け）で対応するのが着物の戦略である。着付けはまた、着る人の体型変化にも対応しうる。着付けで対応しきれない顕著な変化は、仕立て直しで対応する。世界の被服の中で着物は、最も高い適応性と再利用性を実現していると思われる。

　人体の鋳型のような被服を大量に消費するのが洋服文化であるなら、自由度の高い被服を、少量長期間愛用するのが着物文化である。着物ビズ推進運動、あなたもはじめてみませんか。

COLUMN ⑳ 肺の変位関数の導出

肺組織は、本文図6-19Bのように角柱のスポンジで表わされる。位置zにおける圧と組織密度をそれぞれ、P(z)、r(z)とする。無重力状態もしくはTLCにおいては$\rho(z) = \rho_0$とする。重力が加わると、位置zとz+dzの間に、自重による圧力差が生じる。

$$P(z+dz) - P(z) = -g \int_z^{z+dz} \rho(t) dt \quad \cdots (1)$$

ここで、gは重力を表わす。両辺を微分すると、

$$dP/dz = -gr(z) \quad \cdots (2)$$

となる。位置zにおいて、スポンジの本来の容積が変化した割合を容積変化率$\Delta V(z)$とすると、$(1+\Delta V(z))\rho(z) = \rho_0$であるから、

$$\Delta V(z) = \rho_0/\rho(z) - 1 \quad \cdots (3)$$

である。一般に、容積変化率ΔVと圧力Pの関係は、体積弾性率をκとすると、

$$P = \kappa \Delta V \quad \cdots (4)$$

と表わせる。ただし、重力による体積差は重力方向の変位でのみ生ずるので、

$$P = (\kappa/3) \Delta V \quad \cdots (5)$$

となる。特異コンプライアンスCは体積弾性率の逆数に等しいので、次の関係が得られる。

$$\Delta V = 3CP \quad \cdots (6)$$

式(2)、式(3)、式(6)からP(z)と$\Delta V(z)$を消去すると、

$$d(1/\rho)/dz = (-3gC/\rho_0) \rho(z) \quad \cdots (7)$$

という微分方程式が得られる。$\rho(0) = \rho_0$であるから、これより式(5)を解くと、

$$\rho(z) = \rho_0 (1 - 6gC\rho_0 z)^{-1/2}$$

が得られる。しかし、この式は、$\rho(z)$が最大組織密度ρ_mよりも小さいときに限り有効であり、それ以外のときは、$\rho(z)$はρ_mに等しい。

$$\rho(z) = \rho_0(1 - 6gC\rho_0 z)^{-1/2}, \quad \text{if } \rho(z) < \rho_m$$
$$\rho(z) = \rho_m, \quad \text{else} \quad \cdots (8)$$

0Gのときの位置Zが1Gのときに位置zに移動したとする。スポンジの上面から位置Zまでの重量は、変形によって不変であるから、変位関数f(Z) = z - Zは次の式（次頁）を満足させなければならない。

第6章　計算呼吸器学の世界へようこそ

$$\int_Z^0 \rho(t)dt = -\rho_0 Z \quad \text{.. (9)}$$

式(8)と式(9)より、

$f(Z) = 1.5gC\rho_0 Z^2$, if $\rho(z) < \rho_m$

$f(Z) = f(Z_m) + \rho_0(Z_m - Z)/\rho_m$, else .... (10)

ここで、Z_mは式(8)において$\rho(z) = \rho_m$を満足させるzを与えるZである。以上、スポンジが自重にて変形した状態が定式化された。

　TLCからRVに変化する過程においては、胸郭が徐々に狭小化していく。この過程を記述するために、TLCで0、RVで1となる変数tを導入する。窒素洗出し曲線には時間が陽に表われないので、物理的な時間と変数tとの厳密な対応関係は求めないこととする。TLCとRVで胸郭がどれだけ収縮したかを肺径変化率Sx、Sy、Szとすると、肺径は時刻tにおいて、$(1-tS_x)$倍、$(1-tS_y)$倍、$(1-tS_z)$倍となる。容積は3者の積で表わされる。無重力状態で胸郭が収縮する場合、時刻tにおける肺の組織密度$\rho_0(t)$はどこでも$\rho_0(0)/(1-tSx)(1-tS_y)(1-tS_z)$となる。そこで、式(8)と式(10)にある$\rho_0$を$\rho_0(t)$とし、さらに、gをg$t$に置換することにより、TLCからRVに変化する過程において、重力性の組織密度勾配が顕在化していく過程が記述される。時刻tにおける位置zの組織密度$\rho(z、t)$は、

$\rho(z、t) = \rho_0(t)[1 - 6gCt\rho_0(t)z]^{-1/2}$, if $\rho(z、t) < \rho_m$

$\rho(z、t) = \rho_m$、else .... (11)

となる。また、TLCにおいて位置Zが時刻tにおいて移動した距離$f(Z、t)$は、

$f(Z、t) = 1.5gCt\rho_0(t)Z^2$, if $\rho(z、t) < \rho_m$

$f(Z、t) = f(Z_m、t) + \rho_0(Z_m - Z)/\rho_m$、else .... (12)

ここで、Z_mは式(11)において$\rho(z、t) = \rho_m$を満足させるzを与えるZである。

COLUMN ㉑ 末梢気道はなぜ細い

　気道は末梢に行くほど細くなっている。終末細気管支の内径は最大吸気位で0.5 mm程度である。末梢気道閉塞が困ったことであれば、哺乳類の進化の過程で、閉塞しにくいもっと太い末梢気道がなぜ選択されなかったのか？ 例えば、内径1 mm以下の末梢気道がすべて1 mmの内径をもつとしたら、気道の総容積は約1.3倍になる。その分だけ死腔容積が増加し、肺胞系の容積が減少するが、もともと気道容積は肺の総容積の5％にすぎないのであるから、わずか2％弱の肺胞が減少するに過ぎない。末梢気道が細いのは、それなりの理由があるのではないか？

　庭の水撒きをするとき、遠くまで水を飛ばすには、ホースの出口を指で押さえて小さくすればよい。ホースの断面積を小さくすることで流速（＝流量/断面積）が大きくなり、遠くまで飛ぶ。そうしないと、水はむなしく足元の地面に落ちるだけである。口から吸入された酸素は気流に乗って肺胞領域まで運ばれる。安静吸気中の気管での流速は約2 m/sなので、0.2秒以下で肺内気道に至る。しかし、内径2 mm以下では、流速も1/10以下となり、吸息時間（1～2秒間）の間に肺胞領域まで到達しないことも充分ありうる。その場合、吸入された酸素はガス交換に与ることなく、呼気流に乗って排出されてしまう。もったいないことである。末梢気道が細いのは、吸入気中の酸素を確実に肺胞領域まで届けるためと考えられる。

　日本呼吸器学会が作成した「COPDの診断と治療ガイドライン」に、長時間作用性β刺激剤（LABA）の副作用として、動脈血酸素分圧の低下が挙げられている[17]。長時間作用性抗コリン剤（LAMA）では起こらないことである[18]。この違いは、LAMAが中枢気道しか拡張しないのに対して、LABAは末梢気道を含む全気道を拡張する効果があることで説明できる。LABAによる低酸素血症は従来、肺動脈拡張作用によると説明されている。しかし、末梢気道拡張自体が低酸素血症の原因である可能性があるのならば、LABAの適応は慎重に再検討されなければならない。

4 計算流体力学による気流計算

　計算流体力学（computational fluid dynamics：CFD）というと、「スーパーコンピュータを使って1週間」というイメージをお持ちの方が多いのではないだろうか。確かに、問題によっては膨大な計算コストを要するものもあるが、モデルと計算方法の組み合わせによっては、通常のPCでも数分間で計算結果が得られるようになっている。また、CFDソフトを使うのは専門の教育を受けた人々だけ、と思っておられる方も多いだろう。しかし、計算原理を理解しないで使用しているソフトウエアは我々のまわりにたくさんある。呼吸運動のように対象が限定されている場合は、呼吸生理の知識と物理学の基礎さえあれば、CFDソフトを使うことができる。本節では、呼吸中の気流シミュレーションをするのに必要なCFDの基礎知識を簡単に説明する。

　付録のDVDに自作アプリ*CFD4Cer*と*PFT4Cer*がマニュアルとともに収載されている。*CFD4Cer*は安静呼吸中の気流を計算するためのモデルを生成するもので、*PFT4Cer*は、臨床呼吸機能検査（最大努力呼気、強制オシレーション、窒素洗い出し曲線）施行時という特殊な呼吸モードの4Dモデルを生成するものである。モデラーの操作やCFDの実行手順などの具体的な方法についてはマニュアルに説明があるので、そちらをご覧いただきたい。

a. 計算流体力学（CFD）とは

　CFDとは、流体の運動に関する方程式を計算機で解く方法のことをいい、自動車や飛行機などの設計や気象予測に必須の技術になっている。流体の運動に関する方程式とは、粘性や熱を考慮しない場合はオイラー方程式で、考慮する場合はナビエ・ストークス方程式である。生体の流れの場合は、ナビエ・ストークス方程式を解くことになる。CFDでは、流れが生じる領域を計算機で扱えるような幾何形状にし（モデリングという）、さらに細かく分割することが必須である。この過程を前処理（preprocess）という。また、解析結果から知りたい物理量を抽出したり可視化する作業も重要である。この過程を後処理（postprocess）という。つまり、CFDは、前処理→解析→後処理という手順で実行される。

　領域を分割する方法には数種類ある。元データがCT画像であれば、CT画像のボクセル（直方体）をそのまま使うのが簡単なように思えるが、場合

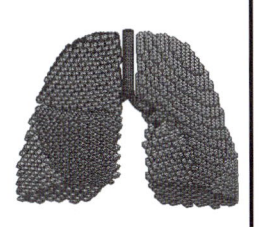

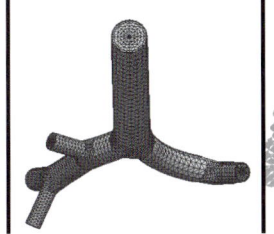

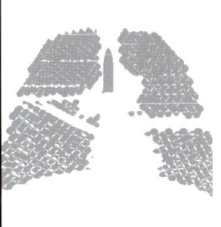

(A) 全体像　　　(B) 肺葉枝までの気道　　　(C) 流体領域の中央割面

図6-21　全肺葉有限要素モデルの1例

によりけりである。本来は滑らかな気道壁が、ボクセルの形そのままの階段状の境界になってしまうと、気流の計算は破綻してしまう。形状が複雑な場合は、いろいろな形状に合致できるような多面体を用いるのがよい。最も多く用いられる多面体は四面体である。合同の直方体を用いる場合は、頂点の並びは規則的で直交しているので、「構造格子」と呼ばれる。他方、四面体の場合は大きさも多様で頂点のならびも不規則なので、「非構造格子」と呼ばれる。非構造格子はメッシュ（mesh）とも呼ばれ、非構造格子で対象を離散化する作業を慣用的に「メッシュを切る」（meshing）という。メッシュの頂点を節点（node）と呼ぶ。メッシュが適正でないと計算が実行できないか、実行できても無意味な結果に終わるので、メッシングはきわめて重要なプロセスであり、しばしば解析時間よりも長い作業時間を要する。

　どのようなモデルをつくるか、メッシュサイズはどの程度にするかは、シミュレーションの目的と使用できる計算機の性能によって異なる。呼吸機能検査再現に用いられる肺4Dモデルには肺胞系の細かな構造は組み込まれない。肺実質は、支配領域の気管支の内径と同じサイズの立方体の集合でモデル化されており、内部の気流路は、細葉内経路生成と同じアルゴリズム[9]で生成される。また、肺気量の増減に合わせて壁厚が変化して、肺実質の組織密度が変化するようになっている。図6-21は安静呼吸中の大気道の気流を調べるために作成されたモデルの例で、立位の機能的残気量位である。胸郭内気管と肺葉枝までの気管支と5つの肺葉からなり、282,272個の四面体と88,343個の節点をもつ。割面像で肺実質の壁厚が荷重部（立位だと下肺野）で増加しているのは、重力効果が考慮されているからである。ただし、この方法では多量の節点数が必要になるため、肺葉内をさらに細かく分割する場合は、窒素洗い出し検査のように低流量の条件に限り、中空の肺実質モデル

ボール (0, 0, Z_0, 0)

重力の方向 ↓

時刻 t のボールの位置
(x, y, z, t)

マットレス
コンクリート

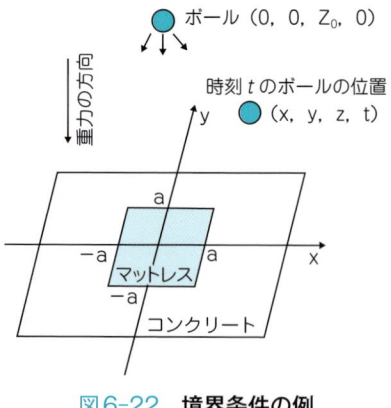

図6-22 境界条件の例

を選択できるようにした。

　解析プロセスでは、分割した小領域ごとに流れの微分方程式を解くのであるが、微分方程式をそのままの形で解くことはできず、数値的に解くことができるような工夫が要る。これを離散化（discretization）という。流体力学の分野では、主に、差分法、有限体積法、有限要素法が用いられている。差分法は、微分を差分に置き換えて数値計算するもので、構造格子に対して適用される。非構造格子に対しては、有限体積法と有限要素法が適用される。有限体積法は、元の方程式を積分で離散化する方法である。差分法では必ずしも運動量や質量が保存される保証はないが、有限体積法では積分してから離散化するため、保存則が成立している。有限要素法は、有限体積法をさらに高精度にしたもので、計算負荷は最も大きいが、形状が複雑な場合や、高度の変形をする場合に適している。

b. 境界条件とは

　境界条件という言葉は、高校で履修する物理学の授業にはおそらく登場しないので、医学系の読者にはとっつきにくいであろうが、運動方程式を解くためには欠かせないものである。簡単な例として、ボールを床に落として跳ね返る現象を考えてみよう（図6-22）。床はXY平面上にある。つまり、z＝0という方程式で表わされる。ボールを落とす位置や方向によって、床にあたったときの場所や速度が異なる。ボールを落とす位置 (0, 0, Z_0) や方向は初期条件という境界条件である。次に床にあたったとき、そこがコンク

リートかマットレスかによって、衝突後の運命が異なる。反発係数（eと表わす）がコンクリートの領域とマットレスの領域で異なるからである。ここでは簡単のため、前者を1、後者を0とする（コンクリートでは同じ速度で跳ね返るが、マットレスでは衝突したところで止まる）。これを数式で表わすと、床上の点（x, y, 0）の反発係数eについて、

　　$-a < x < a$ かつ $-a < y < a$ で　あれば、$e = 0$
　　それ以外では、$e = 1$

となる。これが床面に関する境界条件である。また、ボールは床を突き破ることはないので、ボールの時刻tにおける位置を$P(x, y, z, t)$とすると、$z \geq 0$というのも床面に関する境界条件である。図6-22では床面しか描かれていないが、天井や壁など、対象領域の境界すべてに対して、条件を設定しなければならない。これらの条件が数式として表現されていれば、ボールの運動を数値で表現することができる。図6-22では運動するのはボール1個だけであるが、流体力学の場合は、領域内に存在する流体がすべて運動する。CFDにおいて、流体領域の形状モデリングと境界条件がいかに重要であるか、おわかりいただけたことと思う。

　流れの運動方程式自体は100年以上前に確立されている。自分の研究対象に起こる流体現象の解明のためにCFDを用いる人間は、方程式の解法を云々する必要はないが、境界条件を適切に設定するためには、対象となる現象の本質を明確に理解している必要がある。上の例で挙げれば、床面の特徴を熟知していなければならない。生体内の現象は、境界条件の具体的な数値がわからない場合が多い。いかにして既知の情報で境界条件を設定するかが、数値シミュレーションの成否の鍵を握る。

c. 呼吸中の気流は移動境界条件で求まる

　CFDの呼吸器系への応用の従来方法では、静止した気道樹モデルが用意される。気管の上端に気流量が与えられ、終末枝の終端は開放されている。つまり大気圧と同じ圧力が境界条件として与えられている。しかし、これでは呼吸中の気流を解析したことにはならない。なぜなら、気道樹には開放端はなく、肺胞領域までつながっているからである。数億個の肺胞が膨張すると同時に大気から空気が肺内に流入し、収縮すると同時に肺から大気へ空気が流出する。したがって、呼吸中の気流を解析するためには、静止した気道樹モデルでは役に立たない。肺実質を備え、かつ運動するモデルでなければならない。逆に言えば、気流路の形状とそれが呼吸運動でどのように動くか

がわかれば、空気の流れを知ることができる。専門用語で表現すると「気流路の形状とその変位を与えて、非圧縮性流体の運動方程式を移動境界条件下で解く」となる。「非圧縮性流体」とは、密度が一定の流体という意味である。通常の呼吸の場合、気流は大気と常に連続しており、また、流速は音速に比べてはるかに小さいので、空気の膨張圧縮は考慮しなくともよい。また、「移動境界」とは、境界が時々刻々移動するという意味である。

通常の流れ解析では、例えば、静止した管の中を流れる流体の運動が解析される。その場合、管内のメッシュの位置は終始同じで、COLUMN⑬で述べたオイラー法で気流の計算がなされる。しかし、管が静止していなくて、周期的に伸び縮むとすれば、オイラー法では役に立たない。このような場合は、単に境界だけが移動するのではなく、メッシュ全体が変形する。メッシュの変形を記述するには、時々刻々の節点の位置を知ればよいので、ラグランジュ法が用いられる。そこで、オイラー法で求解された流れをラグランジュ法で記述されたメッシュの変形に適合するように変換すれば、移動境界条件下の流れを解析できる。このような方法をarbitrary lagrangean-eulerean法（ALE法）と呼ぶ。arbitraryというのは、領域内部のメッシュの変形は、多面体がねじれない限りはどのような方法であってもかまわない、という意味である。*Lung4Cer*が生成する4Dモデルは「多面体がねじれない」という条件を満たしており、「非圧縮性流体の運動方程式を移動境界条件下で解く」ことが可能なフォーマットになっている。

我々には、呼吸中の肺内の圧力分布を知る方法はない。しかし、呼吸中に肺内の所構造がどのように移動変形するかは、4D画像情報が提供してくれる。4D画像情報に基づいて4D有限要素モデルを作成することができれば、CFDによって呼吸中の肺内の圧力分布を知ることができるのである。

d. 吸入ガス濃度分布は流体・拡散連成計算で求まる

換気の目的は大気中の酸素を肺胞に届け、肺胞内の二酸化炭素を大気中に排出することである。したがって、空気中の酸素が気流によってどのように輸送されるかについても調べなければならない。一般に、空気中のガス輸送は、気流と拡散の双方が作用する対流拡散連成問題（convective-diffusive combinatory problem）である。ガス濃度の変化は、気流による変化と拡散による変化を時々刻々足し合わせたものとして計算される。流れと拡散のどちらが支配的かは、以下のペクレ数（Péclet number：*Pe*）で表わされる。

$Pe = vL/D$

0.00625 s

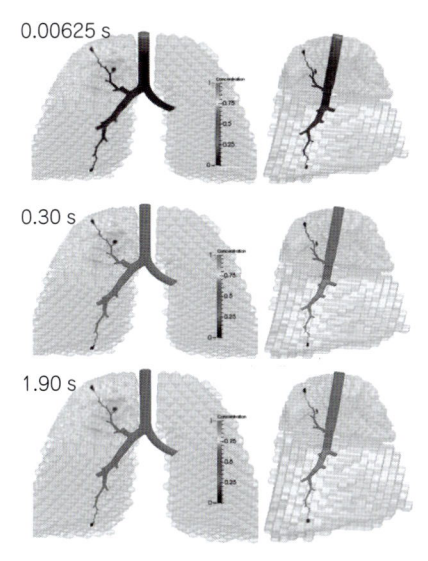

0.30 s

1.90 s

図6-23 安静時吸息中の酸素濃度の計算例
〔DVD：静止画像（カラー）参照〕

　ここで、vは流速、Lは代表長さ、Dはガスの拡散係数である。分母、分子ともに長さのm^2/sの単位である。つまり、1秒間のあいだにガスが運ばれる面積を比べたもので、ペクレ数が10以上であれば、流れが作用、0.1以下であれば拡散が作用、その間は双方が作用するということになる。ちなみに、空気中の酸素分子の拡散定数は約$1.8 \times 10^{-5}\,m^2/s$である。安静呼吸時の流速を2 m/s、気管径を約0.018 m/sとすると、ペクレ数は2000である。終末細気管支では、約3となる。教科書には「細葉内のガス輸送は対流によってはなされない」と書かれているが、誤りである。少なくとも細葉中心部では気流による輸送が大きな役割を果たしている。

　実際の肺では、肺胞内のガス分子は肺胞壁毛細血管内の血液と交換されるため、ガス交換モデルを加えないと、呼吸サイクルを通したガス濃度算出は不可能である。しかし、吸息によって吸入したガス分子がどこまで輸送されるかは毛細血管を含まないモデルであっても解析可能である。図6-23（DVD：動画6-1A〜D）は、立位安静呼気位から2秒間で約0.5 L吸気した際の酸素濃度を計算した1例である。右上葉の2つの亜細葉と右下葉の1つの亜細葉に至るルートが完全にモデル化された4Dモデルを用いて行った。酸素濃度は大気中の酸素濃度を1、肺静脈血の酸素濃度を0に正規化した値を

第6章　計算呼吸器学の世界へようこそ　129

色表示している。COLUMN⑳もお読みいただきたい。

5 計算流体力学で呼吸機能検査を再現する

　本書第5章で、臨床呼吸機能検査の解釈について詳しく説明した。本節では、呼吸機能検査施行時の肺と空気の動きを肺の4DモデルとCFDで再現することによって、臨床データとして計測される物理量が、どのような因子に影響されるのかを説明する。

a. 最大努力呼気検査

　健常者の最大努力呼気時の肺の容積変化は、第5章第2節の式(6)で示したように、肺コンプライアンスと気道抵抗の積を時定数とする指数関数で表わされる。このときの気道抵抗の値をR_dとしよう。肺内局所の変位は、これに重力効果を加えて算出される[13]。このようにして得られた4D肺モデルで気流計算をすると、時々刻々の肺内圧が得られる。平均肺内圧と気流量の比R_fが気道抵抗であるから、モデル化の際に与えた気道抵抗の値R_dと、気流計算で得られた抵抗値R_fは本来は一致しているはずであり、一致するようにモデルを調整しなければならない。気管が動的虚脱を起こす場合は、肺変形を規定する気道抵抗は時間の関数$R_d(t)$となる。気流計算で得られた平均肺内圧と流量の比R_dも時間の関数であり、$R_f(t) = R_d(t)$となるような気管の変形過程が、実際に肺気腫患者の検査中に起こっている現象である。計算力学の問題として気管の変形過程を求めることは、きわめて複雑な構造流体連成問題であり、肺と気管の形状モデルだけでなく、気管壁の物性や気管周囲臓器との相互作用のモデル化も必要とされる。むしろ、臨床医の知りたいことは、詳細な変形過程ではなく、狭窄の程度とフローボリューム曲線のパターンの関係である。したがって、著者は、気管狭窄を中央部の同心円状狭窄に限定し、$R_f(t) = R_d(t)$となるような狭窄パターンを試行錯誤的に求めるという、逆問題に転換した。その結果が第5章の図5-4と動画5-1（気管内径の50%狭窄）、図5-5と動画5-2（全亜区域枝内径の50%狭窄）である。

　図6-24に気管の固定性狭窄の場合（A）と肺線維症（B）のフローボリューム曲線を示す。固定性狭窄では、気管中央部が常に50%狭窄した状態で、低いピークとほとんど水平な下降脚という固定性狭窄に特有のフローボリューム曲線が再現されている。

(A) 気管の固定性狭窄　　(B) 肺線維症

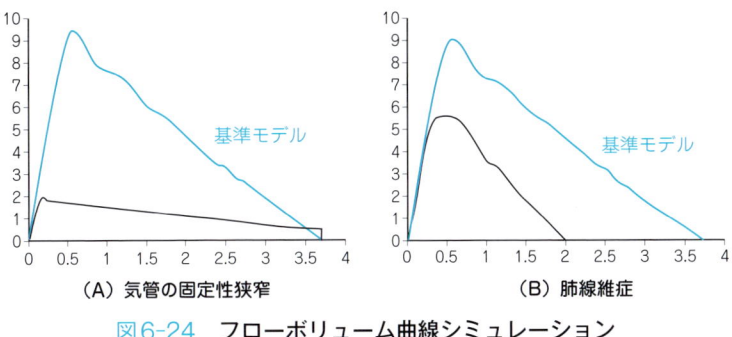

図6-24　フローボリューム曲線シミュレーション

　肺線維症では、肺コンプライアンスを基準値の50％に、全肺気量位を基準値の60％にした。下降脚の立ったフローボリューム曲線が再現されている。

b. 強制オシレーション法による呼吸インピーダンス

　第5章第3節で詳しく説明したように、強制オシレーション法による呼吸インピーダンス値には、被験者の気流の状況が大きく影響する。呼吸運動の変位に、強制振動に相当する微小変位を重ね合わせた肺モデルを用いて気流計算を行えば、気流に由来するインピーダンスを算出することができる。臨床的に計測される呼吸インピーダンスと比較するためには、肺および胸郭の組織抵抗とコンプライアンスに由来する値を加算する必要があるが、被験者の呼吸による気流の影響を検討するにはきわめて有用である。

　第5章でも述べたように、呼吸インピーダンスに影響する気道は大気道なので、本シミュレーションでは図6-21に示した全肺葉モデルを使用する。必要に応じて全亜区域モデルを使用する場合もある。2.5 Hzから20 Hzの振動をモデルに与えるので、通常の呼吸シミュレーションの場合よりも時間刻みをかなり小さくする必要がある（*PFT4Cer*では時間刻み = 0.00625秒としている）。2秒間で約0.5 Lを吸息、2秒間で0.5 Lを呼息する。強制振動は肺全体に瞬時に伝わり、肺内諸構造の変位を起こし、呼吸運動による変位に重ね合わせられるとしてモデル化されている。正弦波強制振動による変位により、0.05 L/sの振幅をもつ容積変化が生じるように所構造の変位が調整されている。臨床で使用されている装置では強制振動はパルス波が用いられているが、シミュレーションでは連続した正弦波の振動を与える。気流計算によって得られた気管内気流量と平均肺葉内圧をフーリエ変換して割り算をする

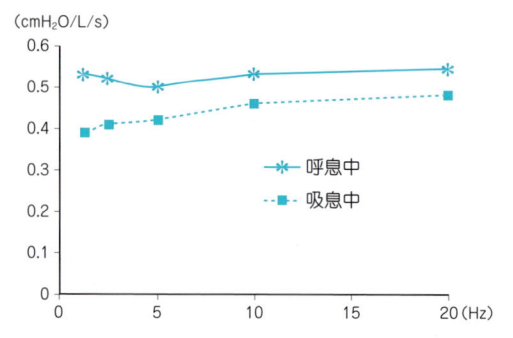

図6-25　強制振動シミュレーションによる気流抵抗算出（気流量一定）

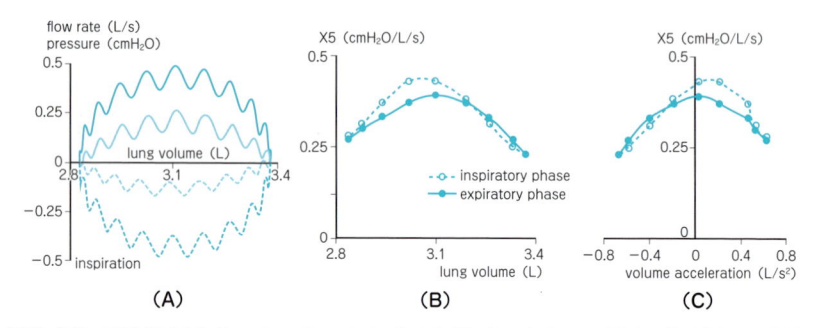

図6-26　強制振動シミュレーションによる気流リアクタンス算出（気流量正弦状）

と、インピーダンスが算出される。

　安静呼気位から0.3 L/sの一定流量で2秒間休息し、2秒間呼息する間に、1.25 Hz、2.5 Hz、5 Hz、10 Hz、20 Hzの強制振動を与えたときの気流インピーダンスの実数部の値を図6-25に示す。ほぼ一定値を示しているが、これは気流抵抗が粘性力だけで規定されるからではない。振動数の増加によって振動流の慣性力が大きくなり、気流の慣性力の効果が相殺されるため、結果的にほぼ一定値となると考えられる。吸息時よりも呼息時のほうがわずかに大きいのは、気道樹の形状の性質上、慣性抵抗が呼息時に大きくなるからである。

　被験者の気流量が正弦曲線にそって変化するとして、5 Hzの強制振動を与えたときのリアクタンス値（X5）を図6-26に示す。図6-26Aは気流量と肺気量の関係、図6-26BはX5と肺気量の関係である。呼吸周期の間に、X5が約0.2 cmH$_2$O/L/s上下している。また、吸息中のほうが、呼息中よりも高い値を示す。図6-26Cに気流の体積加速度（＝気流量の時間微分）の

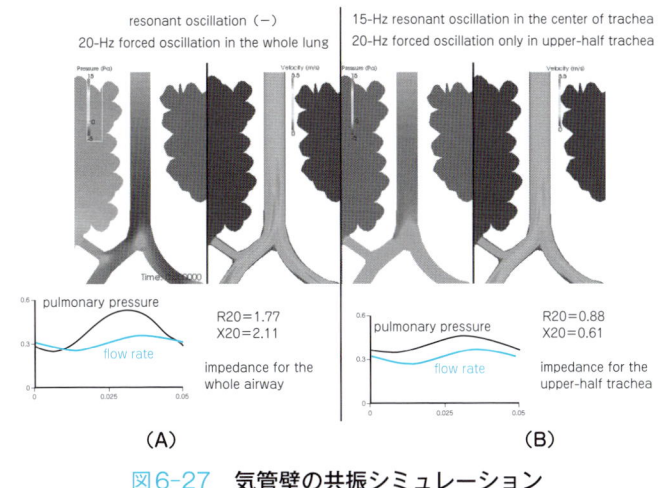

図6-27　気管壁の共振シミュレーション

〔DVD：静止画像（カラー）参照〕

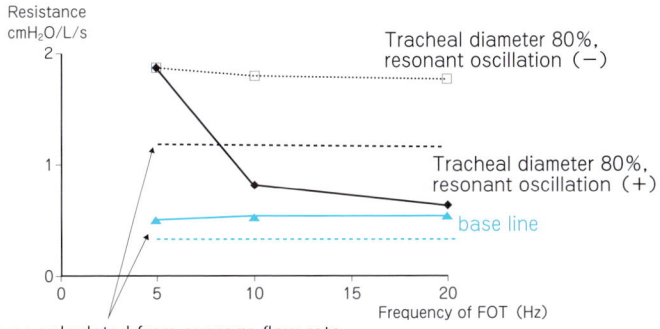

図6-28　気管壁の共振による気流抵抗の周波数依存性の再現

　絶対値との関係を示した。X5は体積加速度とともに変化しており、体積加速度が0のときに最大値をとることがわかる。リアクタンス値が被験者の気流の体積加速度に影響されているためである。

　第5章第3節で、肺気腫では安静呼息時にも呼気努力をするため胸腔内圧が陽圧になり、膜様部が反転することが、呼気時呼吸抵抗の周波数依存性の原因であると述べた。それを4D肺モデルでシミュレートした結果が図6-27（動画6-2）と図6-28である。気管の内径は吸息時の80％に収縮している。

第6章　計算呼吸器学の世界へようこそ　133

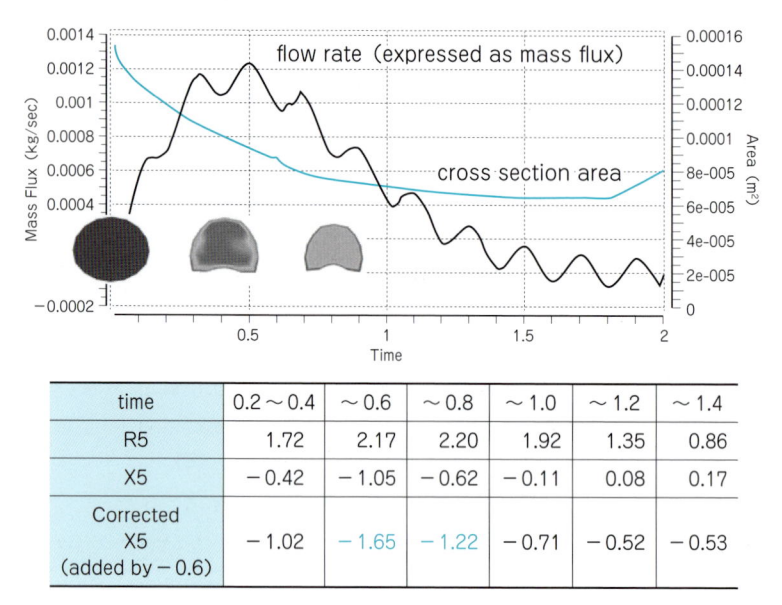

time	0.2〜0.4	〜0.6	〜0.8	〜1.0	〜1.2	〜1.4
R5	1.72	2.17	2.20	1.92	1.35	0.86
X5	−0.42	−1.05	−0.62	−0.11	0.08	0.17
Corrected X5 (added by −0.6)	−1.02	−1.65	−1.22	−0.71	−0.52	−0.53

図6-29　呼気時気管膜様部変形シミュレーション

図6-27Aでは、強制振動の周波数がいずれであっても気管壁は共振を起こさず、肺全体が強制振動と同じ周波数で振動するとした。一方、図6-27Bでは、強制振動の周波数が10 Hzか20 Hzの場合は気管中央が16 Hzで共振し、振動がそれ以上伝播しないとした。これらの条件で気流計算を行い、得られた抵抗値をプロットしたものが図6-28である。実際の呼吸器では、これに上気道抵抗、組織抵抗など約1.5 cmH$_2$O/L/sが加算される。臨床でよく経験される肺気腫のパターンがよく再現されている。なお、基準値の抵抗値は、流量と圧力の周期平均値から算出した抵抗値とは一致していない。これは、被験者の呼吸の気流による圧変化と振動流による圧変化は、電気回路と異なり、重ね合わせの原理が成り立たないからである。つまり、気流が非線形だからである。流量が大きいほど、気道狭窄が強いほど、気流の非線形性が顕著になるので、強制オシレーション法で得られた抵抗値は他の方法で計測された値よりも大きくなる。

呼息中に気管の膜様部が変形するモデルの計算結果を図6-29に示す。第5章第3節の図5-16の気管膜様部の変形を模擬したモデルである（ただし、この変形パターンは公開している*PFT4Cer*では生成されない）。断面積が減少すると、R5が増加し、X5が低下している。もっと詳しく見ると、R5は

断面積の値と気流量の双方に影響されているが、X5は断面積の値だけでなく、変化の速度にも影響されていることがわかる。X5は気道形状の動的な変化に対して鋭敏に反応することがわかる。

c. 窒素洗い出し検査

前節で述べたように、吸入ガスの濃度分布は流体・拡散連成計算で求めることができる。窒素濃度も然りである。酸素と異なり、窒素はガス交換されないので、ガス交換が組み込まれていないモデルであっても、肺内の濃度分布をシミュレートすることができる。ただし、気流路の形状が肺胞に至るまで完全にモデル化されていないと、ガス分子の移動距離は精確に計算されない。とはいえ、数億個の肺胞に至るモデルを作成するのも計算を実行するのも、膨大な計算資源が必要とされるので現実的ではない。普及型のPCで流体計算が実行できる肺モデルは亜区域枝レベルまでである。そこで、窒素分子のペクレ数（＝流速×管径／拡散係数）が、肺胞レベルにおける真のペクレ数と同等になるように、窒素分子の拡散係数を変更した値を用いることとした（亜区域枝レベルの場合、100倍とした）。また、節点数を節約するために、亜区域の内部には気流路をつくらずに中空とした。残気量位から全肺気量から4秒間で吸息し、全肺気量位から残気量位に4秒間で呼息する間の肺内各所の位置の変化は式12を用いて算出される。

図6-30A（動画6-3A）は健常者モデルが残気量位から純酸素を吸入し、全肺気量位に至ったときの肺内の窒素濃度と容積変化率（残気量位の際の容積を1とする）の分布である。容積変化率とはすなわち換気率である。また、図6-30B（動画6-3B）は残気量位におけるCT値分布である。CT値は、局所の組織密度をρとすると、$(\rho-1)\times 1000$として算出できる。通常のCT検査と異なり、窒素洗い出し検査施行時の荷重部は肺底部なので、荷重部は図6-30Cは肺気量位（青波線）と気管上端における気流の窒素濃度（青線）の推移をプロットしたものである。このグラフの横軸は時間（秒）なので、窒素洗い出し曲線（横軸は呼出気量）とは異なるが、CFDソフトウエアが出力したデータがそのまま記録されている。肺気量位の時間変化はほぼ直線なので、窒素洗い出し曲線のパターンは図6-30Bの窒素濃度のグラフとほぼ同じである。クロージングボリュームは12％と算出された。肺気腫を肺実質の収縮能が低下する病態ととらえ、収縮能を健常モデルの84％に低下すると、クロージングボリュームは25％に増加する（図6-31、動画6-4）。図6-31Aは、窒素洗い出し検査終了時（開始後16秒）の残気量位における

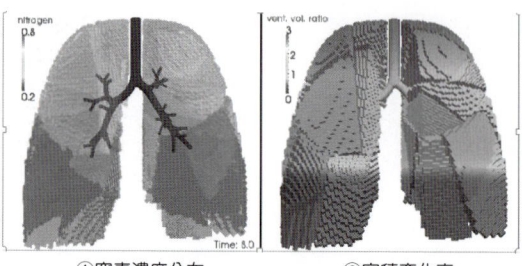

①窒素濃度分布　　　　　　②容積変化率

(A) 全肺気量位における窒素濃度分布 (①) と換気率分布 (②)

〔DVD：静止画像 (カラー) 参照〕

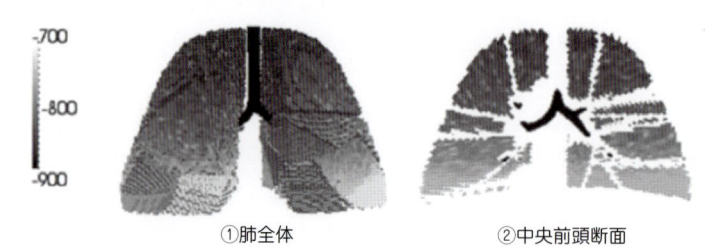

①肺全体　　　　　　②中央前頭断面

(B) 残気量位におけるCT値分布の全体像 (①) と中央前頭断面像 (②)

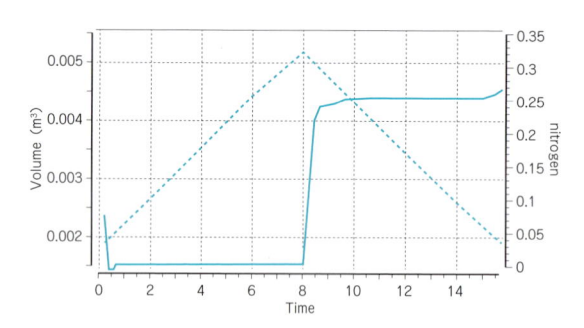

(C) 洗い出し検査中の肺気量位と呼気中窒素濃度の推移

図6-30　健常者モデルの窒素洗い出し検査シミュレーション

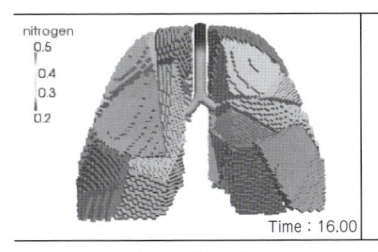

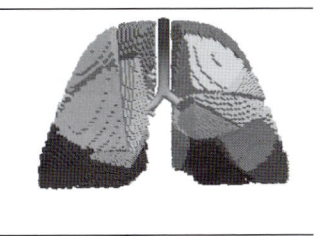

①肺気腫モデル　　　　　　　②健常モデル
肺胞収縮能84%　　　　　　肺胞収縮能100%

（A）残気量位における窒素濃度分布（右は健常モデル）

〔DVD：静止画像（カラー）参照〕

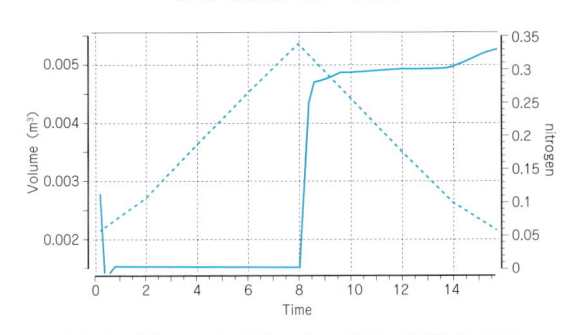

（B）洗い出し検査中の肺気量位と呼気中窒素濃度の推移

図6-31　肺気腫モデルの窒素洗い出し検査シミュレーション

窒素濃度分布である（比較のため、健常モデルを右側に提示）。収縮能が悪いため荷重部の窒素濃度の希釈が悪いこと、また、残気量が多いことが見て取れる。健常モデルで見られた肺底部の窒素濃度の違いが消えて、一様な窒素濃度を呈している。肺底部の大方の肺実質が早期に収縮限界に達しているためであり、第4相が早期に現われるのもこのためである。

　第3相の勾配の増加は、換気不均等の指標として知られている。図6-32（動画6-5）は、両側上葉に区域性の換気低下を設定したモデルである（ただし、このモデルは公開している*PFT4Cer*では作成できない）。図6-32Aは残気量位から純酸素を吸入し、全肺気量位に至ったときの肺内の窒素濃度分布である（比較のため、健常モデルを右側に提示）。低換気領域（このモデルではrS_1、rS_3、lS_{1+2}）で窒素濃度の希釈が悪いことが見て取れる。このモデルの呼気中窒素濃度曲線（図6-32B）で、第3相の勾配の増加が再現されている。末梢気道病変でなくとも、区域枝レベルの換気不均等で第3相の勾配は

第6章　計算呼吸器学の世界へようこそ　137

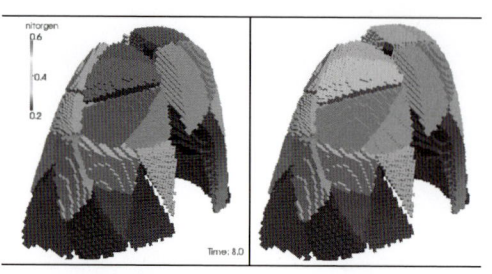

①区域性換気障害モデル　　　②健常モデル
rS₁, rS₃, IS₁₊₂ の
換気が50％に低下

（A）全肺気量位における窒素濃度分布（右は健常モデル）

〔DVD：静止画像（カラー）参照〕

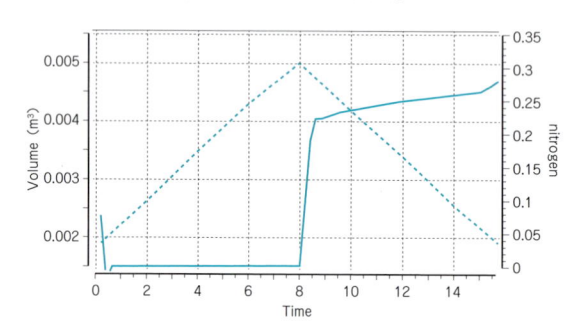

（B）洗い出し検査中の肺気量位と呼気中窒素濃度の推移

図6-32　区域性低換気モデルの窒素洗い出し検査シミュレーション

増加するのである。

【文　献】

1) Kitaoka H. A 4D model generator of the human lung. Forma 2011；26：19-24.
2) Kitaoka H, Burri PH, Weibel ER. Development of the human fetal airway tree：analysis of the numerical density of airway endtips. Anat Rec 1996；244：207-13.
3) Burri PH. Structural development of the human lung. Handbook of Physiology, the respiratory system. Lippincott-Raven；1991. p.8-21.
4) Mandelbrot BB. The fractal geometry of the nature. Freedman and Company；1982.

5) Kitaoka H, Takaki R, Suki B. A three-dimensional model of the human airway tree. J Appl Physiol 1999；87：2207-17.
6) Hansen JE, Ampaya EP. Human air space, sizes, areas, and volumes. J Appl Physiol 1975；38：990-5.
7) Haefeli-Bleuer B, Weibel ER. Morphometry of the human pulmonary acinus. Anat Rec 1988；220：401-14.
8) Kitaoka H, Itoh H. Computer-assisted three-dimensional volumetry of the human pulmonary acini. Tohoku J Exp Med 1992；167：1-12.
9) Kitaoka H, Tamura S, Takaki R. A three-dimensional model of the human pulmonary acinus. J Appl Phsiol 2000；88：2260-68.
10) Fung YC. A model of the lung structure and its validation. J Appl Physiol 1988；64：2132-42.
11) Kitaoka H, Nieman GF, Fujino Y, et al. A 4-dimensional model of the alveolar structure. J Physiol Sci 2007；57：175-85.
12) Kitaoka H, Hoyos AMC, Takaki R. Origami model for breathing alveoli. Adv Exp Med Biol 2010；669：49-52.
13) Kitaoka H, Kawase I. A novel interpretation of closing volume based on single-breath nitrogen washout curve simulation. J Physiol Sci 2007；57：367-76.
14) Glazier JB, Hughes JMB, Maloney JE, et al. Vertical gradient of alveolar size in lungs of dogs frozen intact. J Appl Physiol 1967；23：694-705.
15) Hogg JC, Nepsy S. Regional lung volume and pleural pressure gradient from lung density in dogs. J Appl Physiol 1969；27：198-203.
16) Milic-Emili J, Henderson JAM, Dolovich MB, et al. Regional distribution of inspired gas in the lung. J Appl Physiol 1966；21：749-59.
17) 日本呼吸器学会COPDガイドライン作成委員会編．COPD診断と治療のためのガイドライン第4版．東京：メディカルレビュー社；2013.
18) Khougaz G, Gross NJ. Effects of Salmeterol on arterial blood gases in patients with stable chronic obstructive pulmonary diseases. AJRCCM 1999；160：1028-30.

【DVD：動画】
6-1) 2秒間の吸息中の気管から亜細葉（右上葉肺尖部）までの酸素濃度分布
　A：2秒間の推移（全体像）
　B：最初の0.2秒間（全体像）
　C：2秒間の推移（拡大像，カラースケールも100倍に拡大）
　D：吸息運動がない場合の2秒間の推移（全体像）
6-2) 20 Hz強制振動シミュレーション

左側：肺全体が振動する場合，右側：気管の上半分が共振し，それより遠位
　　　は振動しない
　　A：呼吸運動はない場合
　　　　A1：肺全体の圧力分布と流速分布（矢印で表示）
　　　　A2：気管中央の前頭断面における圧力分布と流速分布
　　B：気流量0.3 L/sで呼息している場合
　　　　B1：肺全体の圧力分布と流速分布（矢印で表示）
　　　　B2：気管中央の前頭断面における圧力分布と流速分布（Aの動画とはカ
　　　　ラースケールが異なることに注意）
6-3）健常者モデルの窒素洗い出し検査シミュレーション
　　A：窒素濃度分布（左）と換気率分布（右）
　　B：CT値分布の全体像（左）と中央前頭断面像（右）
6-4）肺気腫モデルの窒素洗い出し検査シミュレーション
　　A：窒素濃度分布（右側は健常者モデル）
　　B：換気率分布（右側は健常者モデル）
　　C：CT値分布の全体像（左）と中央前頭断面像（右）
6-5）区域性低換気モデルの窒素洗い出し検査シミュレーション
　　A：窒素濃度分布（右側は健常者モデル）
　　B：上肺野水平断の窒素濃度分布（左）とCT値分布（右）
　　C：上肺野水平断の換気率分布

COLUMN ㉒ アクションと計算科学

　6年前から謡いの稽古を、1年前から仕舞の稽古をしている。謡いは能の音声部分、仕舞は動きの部分である。本書第2章で述べた横隔膜と言語の関連に関する考察は、謡いの稽古を通してなされたものである。当時、漠然と感じていた呼吸と言語機能の関係を追及するには、古典芸能を実体験するのが最適だろうという、不純（？）な動機だった。仕舞の稽古を始めたきっかけは、2年前、アメリカ胸部学会に参加する際に搭乗した飛行機で偶然見た映画である。隣席の乗客が見ていた映画の画面が目に入り、そのままくぎ付けになった。アクション映画は一切見たことがなく、戦闘シーンも好きではなかったのだが、隣席の画面に映った、かろやかな、しかし、緻密に計算された動きはとても美しかった。「るろうに剣心」という、不思議な題名の映画だった。原作が20年前の人気漫画であることを知ったのは、学会開催地のホテルに着いてからだった。機内での往復合計10数時間、何度もコマ送りして、アクションの運動解析に没頭した。

　るろうに剣心のアクションとお能の仕舞は違いすぎるだろう、と思われるかもしれない。確かに、運動速度は秒速と分速ぐらいの違いがある。しかし、単位となる体の動きを組み合わせてストーリーを構成するという手法は同じである。計算機で運動を再現する場合、設定した物理法則にのっとって、構成要素の位置と形の変化を計算する。芸能においては、計算機の役割を果たすものは明らかでない。能を大成した世阿弥に「離見の見」、「目前心後」という言がある。自分を客観視することの重要性を表わした語とされているが、もしかしたら世阿弥は、自分の後ろ姿を実感として計算することのできた人だったのかもしれない。本書第2章のコラムで小脳と大脳の2重制御について述べたが、大脳の座標系と小脳の座標系が完全に一致していれば、自分の後ろ姿を理論的に再構成することが可能である。

　生身のヒトの動作は複雑すぎるが、仕舞のように様式化された運動であれば、計算科学的手法が適用しやすいと思われる。自分の後ろ姿を見る極意を計算科学が教えてくれる日が、いつか来るかもしれない。

COLUMN ㉓ やまとごころでサイエンス

　著者が工学系の大学院に入学したきっかけは、「形の科学会」という学際的な研究会に入会したことである。当時、肺の3次元構造再構成の研究でご指導いただいていた東北大学の加齢医学究所病理学教授高橋徹先生の勧めだった。「形の科学会」は形に関連した数理研究を行う物理学者が核となり、数学、情報科学、医学生物学、社会学、といったさまざまな分野の研究者が参集していた。当時の会長だった東京農工大学高木隆司教授に、大学院での指導教授になっていただいた。「かたち」の「ち」が「霊」であることも、先生から教わった。2007年頃、高木先生に、「『かたち』という語では動きが表現できない、動きをあらわすやまと言葉はないでしょうか」とお尋ねしたところ、「からくり」という語を教えていただいた。しかし、「からくり」だとかたちを表現できない。「かたちからくり」では長すぎる。どうしたものか、と思いあぐねていたが、ある日「かたちからくり」の中に「ちから」があることに気がついた。物理学の力の定義そのものである。すごいことである。さらにすごいのは、これらの言葉がそのまま日常語として用いられていることである。物理学という学問としてではなく、話し言葉の中に「物の道理」がしみこんでいるのである。
　我々日本人の中には、日本の科学は西洋からの借り物、という思いが強い。日本人は借り物を改良することに長けているが、独自の科学を構築することはできない、という思いも強い。しかし、著者は決してそうは思わない。日本の職人ワザの独自性は明らかである。技術を支える学術の体系を科学と呼ぶならば、職人ワザを支えるものは、日本独自の科学である。
　自動車や電子計算機など、ほとんどすべての工業製品は近代欧州で発明されたものであり、その基礎となった物理学も近代欧州で構築されたものである。しかし、はるかさかのぼれば、荷車やソロバンの発明者は、おそらくアジア（もしくはエジプト）人であり、その基礎となった幾何学や力学も古代アジア（もしくはエジプト）で構築された。我々日本人が気づかないうちに、日本独自の科学が人類に恩恵をもたらしつつあるのではないだろうか。

索 引

和 文

【あ】
移動境界条件 ……………127
鬱気性肺不全 ……………78
オイラー ………26, 69, 92, 128
横隔膜 ……………12, 17
折り紙 ………8, 41, 45, 113, 120

【か】
拡散 ……………129
拡散係数 ……………129
かたちからくり ……………101
慣性 ……………55, 57
慣性抵抗 ……………54, 60
気管支喘息 ……1, 6, 78
気道抵抗 ……………71
急性呼吸窮迫症候群 ……44
境界条件 ……………126
強制オシレーション法 ……72
恐竜 ……………19
局所加速度 ……………58
気流制限 ……………4, 63
気流閉塞 ……………1, 14
空間充填 ……………31, 109
クロージングボリューム
 ………11, 43, 94, 135
計算流体力学 ………76, 124
言語中枢 ……………22
勾配ベクトル ………66, 67
呼吸インピーダンス
 ………11, 79, 85, 131
呼吸抵抗 ……………71
コンプライアンス
 ………53, 56, 98, 121

【さ】
最大努力呼気
 ………1, 74, 77, 130
サイン関数 ………82, 91, 93
自己相似性 ……………106
シネブロンコグラフィー
 ……………9
縦隔内気道 ……………1, 6
──膜様部 ……………2
──虚脱 ……………1, 75
収縮限界 ……………96
周波数依存性 ……………87
重力 ……………21
スパイロメトリ ……………1
層流 ……………59
組織抵抗 ……………71
組織密度 ……………117

【た】
対流加速度 ………58, 66, 68
弾性 ……………55
窒素洗い出し曲線
 ………10, 94, 135
動的圧迫 ……………4, 63
努力呼気 ……………63

【な】
粘性 ……………55, 57
粘性抵抗 ……………60

【は】
肺気腫
 ………4, 56, 78, 88, 98, 134
肺サーファクタント ……38
肺線維症 ………56, 98, 130
肺胞隔壁 ……………33
──1次隔壁 ………33, 35
──2次隔壁 ………33, 35

肺胞管 ……………29, 51
肺胞虚脱 ……………44
肺胞口 ………11, 33, 35, 43
肺胞囊 ……………31
びまん性肺胞傷害 ……46
びまん性汎細気管支炎 ……6
複素数 ………80, 82
フローボリューム曲線
 ………4, 72, 130
壁内外圧差 ……………64
ペクレ数 ……………129
ベルヌイ効果 ……………5, 64

【ま】
末梢気道
 ………1, 10, 61, 123, 137
慢性閉塞性肺疾患 ……1, 14
メッシュ ……………125

【ら】
乱流 ……………59
リアクタンス ……………80
流速 ……………54
レイノルズ数 ……………59

数字・欧文

【数】
18面体 ……………112
1秒率 ……………1, 77
4DCT ……………1, 69

【欧】
acute respiratory distress syndrome（ARDS）……44
airflow limitation ………4, 14
airflow obstruction ……1, 14
alveolar mouth ……………11

arbitrary lagrangean-
eulerean (ALE) ……128
chronic obstructive pulmo-
nary diseases (COPD)
……………………………1, 14
closing volume (CV) ……11

computational fluid
dynamics (CFD) ……124
diffuse alveolar damage
(DAD) ……………46
dynamic compression ……2
Equal Pressure Point ……63

forced oscillation
technique (FOT) ……72
intra-mediastinal airway
(IMA) …………………6
Péclet number ……………128

【著者略歴】
北岡 裕子（きたおか ひろこ）
1955 年　鳥取県にて出生
1980 年　東北大学医学部卒業．呼吸器内科医として一般病院で診療に従事
1992 年　鳥取大学病理学教室より医学博士号取得（肺内構造の 3 次元再構成）
1994 年　ベルン大学解剖学教室客員研究員（Ewald Weibel 教授）
1995 年　ボストン大学生体工学部呼吸器科客員研究員（BelaSuki 教授）
1996 年　東京農工大学大学院工学研究科機械システム工学科後期博士課程入学（高木隆司教授）
1998 年　同修了，工学博士号取得（ヒト気道 3 次元モデル）
1999 年～2008 年　アイオワ大学，大阪大学，理化学研究所にて，計算呼吸器学の研究に従事
2008 年～株式会社 JSOL エンジニアリング事業部学術顧問，現在に至る

「本書は，断層映像研究会雑誌 41 巻 1 号（連載 1～5 回），2 号（連載 6～9 回）に掲載された内容を，一部加筆・改筆して編集した」

かわる！わかる！おもしろい！
コペルニクスな呼吸生理（DVD 付）　　　＜検印省略＞

2015 年 4 月 5 日　第 1 版第 1 刷発行

定価（本体 3,600 円＋税）

監修者　氏　家　良　人
著　者　北　岡　裕　子
発行者　今　井　　良
発行所　克誠堂出版株式会社
〒 113-0033　東京都文京区本郷 3-23-5-202
電話（03）3811-0995　振替 00180-0-196804
URL　http://www.kokuseido.co.jp

ISBN978-4-7719-0441-5　C3047　￥3600E　　印刷　新協印刷株式会社
Printed in Japan ©Yoshihito UJIKE, Hiroko KITAOKA, 2015

・本書の複製権・翻訳権・上映権・譲渡権・公衆送信権（送信可能化権を含む）は克誠堂出版株式会社が保有します．
・本書を無断で複製する行為（複写，スキャン，デジタルデータ化など）は，「私的使用のための複製」など著作権法上の限られた例外を除き禁じられています．大学，病院，診療所，企業などにおいて，業務上使用する目的（診療，研究活動を含む）で上記の行為を行うことは，その使用範囲が内部的であっても，私的使用には該当せず，違法です．また私的使用に該当する場合であっても，代行業者等の第三者に依頼して上記の行為を行うことは違法となります．

・JCOPY　＜（社）出版者著作権管理機構　委託出版物＞
本書の無断複写は著作権法上での例外を除き禁じられています．複写される場合は，そのつど事前に（社）出版者著作権管理機構（電話 03-3513-6969，Fax 03-3513-6979，e-mail：info@jcopy.or.jp）の許諾を得てください．